Holger Grötzbach

Schlaganfall
Verstehen – vorbeugen – behandeln

Was Betroffene, Angehörige und Therapeuten wissen sollten

Holger Grötzbach

Schlaganfall

Verstehen – vorbeugen – behandeln

Was Betroffene, Angehörige und Therapeuten wissen sollten

Schulz-Kirchner Verlag

Bibliografische Information der Deutschen Nationalbibliothek
Die Deutsche Nationalbibliothek verzeichnet diese Publikation in der Deutschen Nationalbibliografie; detaillierte bibliografische Daten sind im Internet über http://dnb.d-nb.de abrufbar.

Besuchen Sie uns im Internet: www.schulz-kirchner.de

1. Auflage 2018
ISBN 978-3-8248-1234-9
eISBN 978-3-8248-9937-1

Mollweg 2, D-65510 Idstein
Vertretungsberechtigte Geschäftsführer:
Dr. Ullrich Schulz-Kirchner, Nicole Eitel
Titelfoto: VSRao / Pixabay
Fotos S. 51: Autorenarchiv
Fachlektorat: Prof. Dr. Ulla Beushausen
Lektorat: Doris Zimmermann
Umschlagentwurf und Layout: Petra Jeck
Druck und Bindung:
TZ-Verlag & Print GmbH, Bruchwiesenweg 19, 64380 Roßdorf
Printed in Germany

Inhaltsverzeichnis

Vorwort **7**

Einleitung **8**
Der Schlaganfall 8
Schlaganfallfolgen 11
Schlaganfall-Versorgungskette 16

Ursachen für einen Schlaganfall **23**
Die Blutunterversorgung (Ischämie) 23
Die Blutung (Hämorrhagie) 26
Seltene Ursachen für einen Schlaganfall 28
Ursachen für große und kleine Schlaganfälle 29

Akutbehandlung des Schlaganfalls **32**
Vorgehen bei einer Ischämie 32
Vorgehen bei einer Blutung 35
Weitere Behandlungsmaßnahmen 37

Risikofaktoren verstehen und vermeiden **41**
Bluthochdruck (arterielle Hypertonie) 41
Herzerkrankungen 43
Zuckerkrankheit (Diabetes mellitus) 46
Erhöhte Blutfette (Hypercholisterinämie) 47
Ovulationshemmer („Pille") 48
Bewegungsmangel und Übergewicht (Adipositas) 48
Rauchen, Alkohol, Rauschgift 48

Schlaganfall-Rehabilitation **50**
Stationäre und teilstationäre Rehabilitation 50
Ambulante Rehabilitation 54
Häufig gestellte Fragen 57

Verzeichnis medizinischer Fachbegriffe **60**
Literatur **63**

Vorwort

Schlaganfälle werden zu Recht gefürchtet, da sie nach den Krebs- und Herzerkrankungen die dritthäufigste Todesursache und die häufigste Ursache für dauerhafte Beeinträchtigungen darstellen. In der Regel trifft der Schlaganfall eine Person völlig überraschend und kann dadurch schlagartig die gesamte Lebensperspektive verändern. Denn wenn vermeintlich selbstverständliche Fähigkeiten, wie die Bewegung der Hände und Beine oder das Denken, nicht mehr oder nur noch eingeschränkt möglich sind, dann führt dies nicht nur zu Konsequenzen für den Erkrankten, sondern auch für seine Familie.

Der Ratgeber „Schlaganfall" hat zum Ziel, über die Ursachen, Auswirkungen und Therapie des Schlaganfalls zu informieren. Im ersten Kapitel geht es daher vor allem um die Behandlungskette, die in Deutschland zur Versorgung von Patienten mit einem Schlaganfall etabliert worden ist. Das zweite Kapitel fasst die häufigsten Ursachen für einen Schlaganfall zusammen. Im dritten Kapitel wird eine Übersicht über die modernen Verfahren gegeben, die in den letzten zwei Jahrzehnten in der akutmedizinischen Behandlung entwickelt worden sind. Das vierte Kapitel beschäftigt sich mit den Risikofaktoren, die typischerweise einem Schlaganfall zugrunde liegen. Im letzten Kapitel werden schließlich die Prinzipien der stationären und ambulanten Rehabilitation erläutert.

Obwohl in der Behandlung des Schlaganfalls enorme Fortschritte erreicht worden sind, ist es besser, keinen Schlaganfall zu erleiden bzw. zu verhindern, dass es dazu kommt. Der Ratgeber möchte daher auch eine Sensibilität gegenüber den Risikofaktoren erzeugen. Dahinter steht die Absicht, die Risiken so weit zu reduzieren, dass die Katastrophe ausbleibt.

Mein Dank geht an die fleißigen und kreativen Mitarbeiterinnen des Schulz-Kirchner Verlags, die dafür gesorgt haben, dass der Ratgeber so geworden ist, wie ich ihn mir vorgestellt habe. Unter den Mitarbeiterinnen sind insbesondere Frau Zimmermann und Frau Jeck hervorzuheben, mit denen es – wie immer – eine Freude war zusammenzuarbeiten.

Im Text werden immer männliche Formen verwendet. Dies geschieht, um das umständliche Aufzählen der beiden Geschlechter zu vermeiden. Dennoch sind selbstverständlich immer beide Geschlechter gemeint.

Holger Grötzbach
Schaufling

Einleitung

Unter der Diagnose **„Schlaganfall"** werden verschiedene Krankheitsbilder zusammengefasst, die in der Neurologie als **„zerebrovaskuläre Erkrankungen"** bezeichnet werden. Den verschiedenen Erkrankungen ist gemeinsam, dass sie schlagartig auftretende Durchblutungsstörungen des Gehirns verursachen. Als Folge davon kann es zu plötzlichen Lähmungen einer Körperhälfte oder zu abrupten Beeinträchtigungen der Sprache, des Denkens oder des Sehens kommen. Der Schlaganfall ist immer ein Notfall, der eine sofortige medizinische Behandlung verlangt.

Der Schlaganfall

In Deutschland erkranken jedes Jahr ca. 136.000 Frauen und ca. 160.000 Männer an einem Schlaganfall oder **Apoplex** (Gesundheitsberichterstattung der Länder, 2015). Bei etwa einem Drittel von ihnen kommt es im Krankheitsverlauf zu einem erneuten Schlaganfall oder **Rezidiv** (Heuschmann et al., 2010). Die Wahrscheinlichkeit, einen Schlaganfall zu erleiden, steigt mit zunehmendem Alter deutlich an: Etwa 85 % der Patienten sind älter als 60 Jahre, wobei das Durchschnittsalter der Betroffenen bei der Aufnahme in der Akutklinik 74 Jahre beträgt (TEMPiS, 2017). Trotz dieses Mittelwertes ist der Schlaganfall jedoch keine reine Alterserkrankung: Wie Daten aus neurologischen Rehabilitationskliniken zeigen, sind die Patienten dort im Mittel 57 Jahre alt (Neubauer & Ranneberg, 2005).

! **Der Schlaganfall betrifft nicht nur Personen im Rentenalter, sondern (immer häufiger) auch Personen, die noch im Erwerbsleben stehen.**

Schlaganfälle stellen nach den Herz- und Krebserkrankungen die dritthäufigste Todesursache in Deutschland dar, wobei innerhalb des ersten Monats nach einem erstmaligen Schlaganfall ca. 20 %, innerhalb von drei Monaten ca. 29 % und innerhalb von einem Jahr ca. 38 % der Patienten versterben. Die Sterblichkeitsrate hat im Vergleich der Jahre 2000 bis 2015 jedoch deutlich abgenommen (→ Tab. 1.1).

Tab. 1.1: Sterblichkeitsrate nach erstmaligem Schlaganfall im Vergleich der Jahre 2000 bis 2015 (Quelle: Gesundheitsberichterstattung der Länder, 2015)

Jahr	2000	2001	2002	2003	2004	2005	2006
Verstorbene Personen	64.800	63.200	62.400	60.000	54.400	53.600	52.000
Jahr	**2007**	**2008**	**2009**	**2010**	**2011**	**2012**	**2013**
Verstorbene Personen	49.600	50.400	50.400	49.600	48.000	47.200	47.200
Jahr	**2014**	**2015**					
Verstorbene Personen	44.800	45.600					

Die kontinuierliche Abnahme der Sterblichkeitsrate ist auf mehrere Gründe zurückzuführen. Zu ihnen gehört zum einen eine immer effizienter gewordene Notfallversorgung. So dauert es in der Regel nur kurz, bis nach der Alarmierung des Notarztes medizinische Hilfe eintrifft. Zum anderen ist eine Reihe neuer Diagnose- und Therapieverfahren entwickelt worden, mit denen die Ursachen eines Schlaganfalls effektiv bekämpft werden können. Außerdem sind mittlerweile in vielen Krankenhäusern Stationen eingerichtet worden, die sich auf die Behandlung von Schlaganfällen spezialisiert haben. So gibt es inzwischen mehr als 160 regionale und überregionale Schlaganfall-Stationen oder **„Stroke-Units"**, auf denen etwa die Hälfte aller Patienten mit einem Schlaganfall behandelt wird (Heuschmann et al., 2010). Schließlich ist auch das Bewusstsein in der Bevölkerung gewachsen, dass jeder Schlaganfall einen Notfall darstellt, der eine sofortige Einweisung ins Krankenhaus notwendig macht.

Trotz dieser Fortschritte könnten allerdings noch mehr Leben gerettet werden, wenn sich alle Patienten unverzüglich in ärztliche Behandlung begäben. Bislang werden nur (enttäuschende) 37 % der Schlaganfall-Patienten innerhalb von drei Stunden nach dem Auftreten der ersten Symptome im Krankenhaus aufgenommen (TEMPiS, 2017). Eine sofortige medizinische Versorgung ist jedoch enorm wichtig, da den ersten vier Stunden nach Krankheitsbeginn eine besondere Bedeutung für die effektive Behandlung des Schlaganfalls zukommt (→ Kap. *Vorgehen bei einer Ischämie*).

> **!** **Treten Hinweise auf einen Schlaganfall auf, wie z. B. ein hängender Mundwinkel, eine plötzliche Arm- und Beinlähmung oder eine abrupte Sprach- und Denkstörung, ist sofort der Notarzt zu alarmieren. Jede Minute, die zwischen dem ersten Auftreten der Symptome und ihrer Behandlung vergeht, ist verlorene Zeit („Zeit ist Gehirn").**

> **!** **Selbst wenn es unsicher ist, ob es sich bei einem Symptom um einen Hinweis auf einen Schlaganfall handelt, sollte dennoch zur Sicherheit der Notarzt verständigt werden. Er wird dann über das weitere Vorgehen entscheiden.**

Schlaganfälle stellen nicht nur die dritthäufigste Todesursache, sondern auch die häufigste Ursache für eine Langzeitbehinderung dar. Ca. 60 % der Patienten haben als Folge ihres Schlaganfalls mit bleibenden (chronischen) Beeinträchtigungen zu kämpfen. Dabei variieren sowohl die Anzahl als auch der Schweregrad der Beeinträchtigungen erheblich. Die Bandbreite reicht von Patienten mit einer einzigen, gering ausgeprägten Störung (z. B. ein Taubheitsgefühl von zwei Fingerkuppen einer Hand) bis hin zu Patienten mit mehreren schweren Ausfällen (z. B. eine komplette Lähmung der linken Körperhälfte, eine Schluckstörung, eine Unfähigkeit der Harn- und Stuhlkontrolle (Inkontinenz) und erhebliche Gedächtnisstörungen).

> **!** **Auch wenn die Folge eines Schlaganfalls nur aus einer einzigen, minimalen Störung besteht, so kann sie dennoch erhebliche Auswirkungen haben. So steht z. B. eine Zahntechnikerin vor einem beruflichen Problem, wenn „nur" das Feingeschick ihrer rechten Hand beeinträchtigt ist.**

Für die Behandlung der Schlaganfallfolgen ist ein frühzeitiger Therapiebeginn entscheidend. Denn die größten Fortschritte werden in den ersten drei Monaten nach Auftreten des Schlaganfalls erreicht, indem die Selbstheilungskräfte der Natur **(Spontanremission)** medizinisch-therapeutisch unterstützt werden. Es gehört daher zum Konzept der Stroke- Units, vom ersten Tag der Erkrankung an **Physiotherapie (Krankengymnastik), Ergotherapie (Hand- und Armtherapie)** sowie **Logopädie (Sprach-, Sprech- und Schlucktherapie)** anzubieten. Nach den drei Monaten verlangsamt sich das Tempo der Fortschritte, und ein Jahr nach dem Schlaganfall lassen sich Verbesserungen nur noch mithilfe intensiver Therapien erreichen.

Die größten gesundheitlichen Fortschritte werden im ersten Jahr nach Beginn des Schlaganfalls erzielt. Danach sind weitere Verbesserungen zwar immer noch möglich, sie setzen jedoch intensiv durchgeführte Therapien voraus.

Da Schlaganfälle zu ganz unterschiedlichen Beeinträchtigungen führen können, sollen diese im nächsten Kapitel aufgelistet und erklärt werden.

Schlaganfallfolgen

Das Großhirn (Zerebrum) setzt sich aus zwei Hirnhälften oder aus der rechten und linken (Hirn-)**Hemisphäre** zusammen. Jede Hälfte besteht aus dem

- Stirnlappen (Lobus frontalis),
- Schläfenlappen (Lobus temporalis),
- Scheitellappen (Lobus parietalis) und
- Hinterhauptlappen (Lobus occipitalis)

(→ Abb. 1.1). Das Großhirn ist mit seiner Rinde (Kortex) vor allem für die Steuerung des Denkens (der Kognition), der Bewegungen (der Motorik), der Reizwahrnehmung (der Sensibilität) und für das Verarbeiten der Seheindrücke zuständig. Als Beispiele für Fähigkeiten, die von der linken Hemisphäre kontrolliert werden, sind in der Abbildung 1.1 die Zentren für

- die Sprachproduktion (Broca-Areal),
- das Sprachverständnis (Wernicke-Areal),
- das Lesen und
- das Verarbeiten der Hör- und Seheindrücke

eingezeichnet.

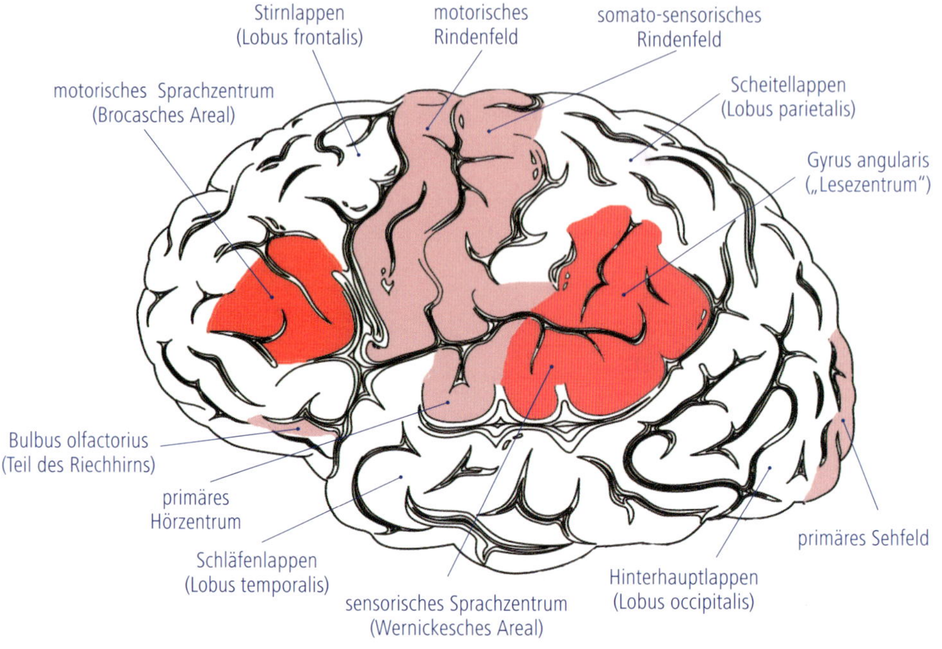

Abb. 1.1: Seitliche Ansicht der linken Gehirnhälfte (modifziert nach Geschwind, 1988)

Unterhalb des Großhirns befindet sich das Kleinhirn (Zerebellum), das insbesondere die Körperbewegungen koordiniert. Es sorgt beispielsweise dafür, dass ein zielgerichtetes Greifen und ein Gehen ohne Schwankungen möglich sind. Groß- und Kleinhirn sind über den Hirnstamm mit der Wirbelsäule verbunden. Im Hirnstamm ist unter anderem die Steuerung der Augen-, Sprech- und Schluckmuskulatur lokalisiert. Außerdem befinden sich in ihm lebenswichtige Funktionen, wie z.B. die Steuerung des Herzens und die Kontrolle der Atmung. Abbildung 1.2 stellt die Lage des Kleinhirns und des Hirnstamms dar.

Die Folgen eines Schlaganfalls hängen entscheidend davon ab, welche Region im Gehirn durch den Schlag geschädigt wird. So führt eine Läsion des Großhirns zu anderen Beeinträchtigungen als eine Schädigung des Kleinhirns oder des Hirnstamms. Die Folgen werden jedoch nicht nur durch den Läsionsort, sondern auch durch die Läsionsgröße bestimmt. Dabei gilt, dass ein großflächiger Schlaganfall mehr Beeinträchtigungen verursacht als ein kleinflächiger. Hinzu kommt, dass großflächige Läsionen in der Regel zu schwerwiegenden und meist auch zu lebenslang andauernden Beeinträchtigungen führen.

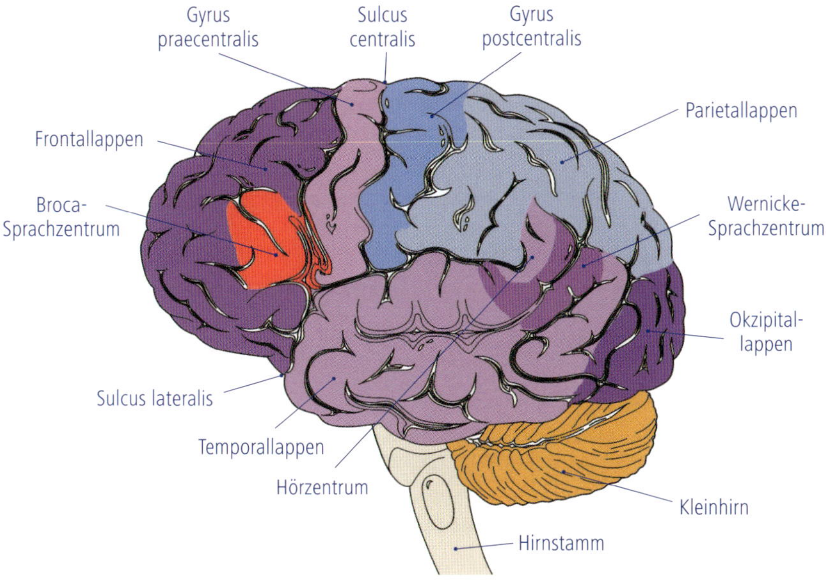

Abb. 1.2: Seitliche Ansicht der linken Gehirnhälfte mit Kleinhirn und Hirnstamm (modifiziert nach Schindelmeiser, 2005)

Da sich die größte Anzahl der Nervenbahnen im Gehirn kreuzt, sind Störungen der rechten Körperhälfte auf eine Läsion der linken Hemisphäre und umgedreht Störungen der linken Körperhälfte auf eine Läsion der rechten Hemisphäre zurückzuführen.

> ! **Die meisten Nervenbahnen im Gehirn kreuzen sich. Ausfälle einer Körperseite werden daher durch eine Schädigung der gegenüberliegenden Hirnhälfte verursacht.**

Die Schlaganfallfolgen lassen sich in mehrere Problembereiche unterteilen. Zu ihnen gehören die medizinisch-pflegerischen Probleme, die in Tabelle 1.2 aufgelistet sind.

Tab. 1.2: Medizinisch-pflegerische Probleme nach Schlaganfall (nach Wehmeyer & Grötzbach, 2006)

Problem	Zuständige Berufsgruppe
Schmerzen	Hausarzt; Neurologe
Epilepsie	Neurologe
Inkontinenz, Wundliegen (Dekubitus)	Hausarzt; Krankenpflege

Ein weiterer Bereich umfasst motorisch-sensible Probleme, über die Tabelle 1.3 informiert.

Tab. 1.3: Motorisch-sensible Probleme nach Schlaganfall (nach Wehmeyer & Grötzbach, 2006)

Problem	Medizinische Bezeichnung	Zuständige Berufsgruppe
Komplette Halbseitenlähmung	Hemiplegie	Physiotherapie; Ergotherapie; Sporttherapie
Inkomplette Halbseitenlähmung	Hemiparese	Physiotherapie; Ergotherapie; Sporttherapie
Veränderte Temperatur- und Tastempfindungen	Gestörte Oberflächen-sensibilität	Physiotherapie; Ergotherapie
Gestörte Lagewahrnehmung des Körpers im Raum	Gestörte Tiefensensibilität	Physiotherapie; Ergotherapie
Gesichtslähmung	Faziale Parese	Physiotherapie; Logopädie
Schluckstörung	Dysphagie	Neurologie; Logopädie; Krankenpflege; Diätberatung
Sprechstörung	Dysarthrie; Sprechapraxie	Logopädie

Außerdem können kognitive Probleme auftreten, die in Tabelle 1.4 aufgeführt sind.

Tab. 1.4: Kognitive Probleme nach Schlaganfall (nach Wehmeyer & Grötzbach, 2006)

Problem	Medizinische Bezeichnung	Zuständige Berufsgruppe
Halbseitenblindheit	Hemianopsie	Orthoptik
Halbseitenvernachlässigung	Neglekt	Orthoptik; Neuropsychologie
Doppelbilder		Orthoptik
Sprachstörung	Aphasie	Logopädie
Gedächtnisstörung	Mnestische Störung	Neuropsychologie
Aufmerksamkeitsdefizite		Neuropsychologie
Gestörte Objekterkennung	Agnosie	Neuropsychologie
Gestörte Handlungsfolgen; gestörter Objektgebrauch	Apraxie	Ergotherapie
Fehlende Krankheitseinsicht	Anosognosie	Neuropsychologie
Reduzierte Wachheit	Vigilanzstörung	Gesamtes therapeutisches Team
Störung der Impulskontrolle und der Kontrolle über die Emotionen	Affektinkontinenz	Neurologie; Neuropsychologie
Störungen des vorausschauenden Denkens und Handelns	Dysexekutives Syndrom	Neuropsychologie

Schließlich kann es zu psychiatrischen Problemen kommen, die Tabelle 1.5 auflistet.

Tab. 1.5: Psychiatrische Probleme nach Schlaganfall (nach Wehmeyer & Grötzbach, 2006)

Problem	Zuständige Berufsgruppe
Depression	Neurologie; Neuropsychologie
Schlafstörung	Neurologie; Neuropsychologie
Angststörung	Neurologie; Neuropsychologie

Um die Vielzahl der möglichen Probleme adäquat behandeln zu können, steht eine gestufte Versorgungskette zur Verfügung, auf die im nächsten Kapitel eingegangen wird.

Schlaganfall-Versorgungskette

Da der akute Schlaganfall immer einen Notfall darstellt (→ Kap. *Der Schlaganfall*), beginnt die Primärversorgung im Krankenhaus. Das Ziel der Akutbehandlung ist es zum einen, im Falle einer Lebensbedrohung das Überleben zu sichern. Zum anderen geht es darum, die Anzahl und den Schweregrad der Schlaganfallfolgen (→ Kap. *Schlaganfallfolgen*) so gering wie möglich zu halten. Um diese beiden Ziele zu erreichen, wird bei der Aufnahme im Krankenhaus zunächst geprüft, ob die Symptome eines Patienten tatsächlich für das Vorliegen eines Schlaganfalls sprechen. In großen Krankenhäusern mit einer neurologischen Abteilung übernimmt ein Neurologe diese Prüfung. In kleinen Krankenhäusern, die über keine eigene Neurologie verfügen, wird die Untersuchung dagegen meist von einem Facharzt für Innere Medizin durchgeführt. Um ihn bei der Diagnostik zu unterstützen, haben viele Bundesländer **„Telestroke-Netzwerke"** eingerichtet.

Frage: Was ist ein Telestroke-Netzwerk?

?

In einem Telestroke-Netzwerk haben sich Krankenhäuser in einer Region (z. B. in Ost-Bayern oder in Ost-Sachen) zusammengeschlossen, um ihren Patienten trotz einer fehlenden neurologischen Abteilung rund um die Uhr neurologisches Wissen zur Verfügung zu stellen. Dazu sind in den Krankenhäusern Webcams installiert worden, die über das Internet mit einem oder mehreren Netzwerkzentren verbunden sind. Bei den Zentren handelt es sich häufig um Universitätskliniken, die über eine hohe fachliche Expertise in der Behandlung von Schlaganfällen verfügen. Die Webcams ermöglichen es dem Arzt im Krankenhaus, den (neurologischen) Spezialisten aus dem Zentrum per Video zuzuschalten. Auf diese Weise kann der Spezialist einen Patienten direkt befragen und ihn mithilfe des Arztes vor Ort untersuchen. Damit ist sichergestellt, dass schnell und kompetent entschieden werden kann, ob ein Schlaganfall vorliegt und wie weiter vorzugehen ist.

Wenn die Symptome für einen Schlaganfall sprechen, wird zur weiteren Abklärung eine bildgebende Diagnostik durchgeführt. Zu ihr gehören routinemäßig die (kranielle) **Computertomografie (CCT)** und die **Magnetresonanztomografie (MRT)**.

Frage: Was ist eine Computertomografie?

Bei einer (kraniellen) Computertomografie durchdringen Röntgenstrahlen das Hirngewebe und messen dessen Dichte. Gewebe mit einer verminderten Dichte **(hypodense Strukturen)** erscheinen in der Standard-CCT schwarz, und Gewebe mit einer erhöhten Dichte (**hyperdense Strukturen**, wie z. B. der Schädelknochen) bilden sich weiß ab. Die Gewebedichte wird computerisiert berechnet und in **horizontalen Schichtbildern** dargestellt. Wenn Hirngewebe infolge einer Unterbrechung des Blutstroms **(Ischämie)** zugrunde gegangen ist, so wird dies in der CCT als hypodense Struktur schwarz markiert. Liegt dagegen eine Schädigung des Hirngewebes aufgrund einer Einblutung vor **(Hämorrhagie)**, so erscheint sie in der CCT als hyperdense Struktur weiß.

Frage: Was ist eine Magnetresonanztomografie?

Die Magnetresonanztomografie (MRT) oder auch **Kernspinntomografie (MRI)** nutzt den Umstand, dass sich atomare Kerne in einem starken magnetischen Feld zu einer Seite hin ausrichten. In der MRT werden die Kerne kurz mit einer elektromagnetischen Welle beschallt, um ihre Ausrichtung zu stören. Während die Kerne nach der Beschallung in ihren Ausgangszustand zurückkehren, senden sie Radiowellen aus, die von einem Computer registriert und in **horizontale oder vertikale Schichtbilder** umgewandelt werden. In konventionellen MRT-Aufnahmen resultieren die Schichtbilder aus den Resonanzen von Wasserstoffprotonen, die in unterschiedlicher Dichte im Hirngewebe vorkommen. Fehlende Resonanzen deuten auf eine ischämisch bedingte Läsion hin, erhöhte Resonanzen dagegen auf eine Blutung.

Die MRT hat im Vergleich zur CCT den Vorteil, dass ihr Auflösungsvermögen höher ist. Daher lässt sich mit der MRT bereits kurz nach Schlaganfallbeginn sicher zwischen Schlaganfällen differenzieren, die auf eine Unterbrechung des Blutstroms (Ischämie) oder auf eine Blutung (Hämorrhagie) zurückzuführen sind (→ Kap. *Vorgehen bei einer Ischämie*). Der MRT kommt damit in der Notaufnahme eine größere Bedeutung zu als der CCT.

Die Unterscheidung zwischen ischämisch und hämorrhagisch bedingten Schlaganfällen ist für die weitere Versorgung von enormer Bedeutung: Während es bei einer Ischämie das Ziel sein muss, die Blutversorgung so schnell wie möglich wiederherzustellen, geht es bei einer Hämorrhagie darum, die Blutung so schnell wie möglich zu stoppen. Dazu ist häufig ein neurochirurgischer Eingriff notwendig. Falls ein aufnehmendes Krankenhaus über keine Neurochirurgie verfügt, kann es daher sein, dass ein Patient in eine Klinik mit angeschlossener neurochirurgischer Abteilung verlegt werden muss.

Nachdem entweder die Blutversorgung wiederhergestellt oder die Blutung gestoppt worden ist, werden die Patienten in der Regel auf einer Stroke-Unit aufgenommen. Dort wird eine Reihe von medizinisch-pflegerischen und therapeutischen Maßnahmen angeboten, die in Tabelle 1.6 aufgeführt sind.

Tab. 1.6: Medizinisch-pflegerische und therapeutische Maßnahmen auf der Stroke-Unit

Medizinisch-pflegerische Maßnahmen	Therapeutische Maßnahmen
▪ Überwachung von Blutdruck, Puls, Atemfrequenz, Sauerstoffsättigung, Blutzucker und Blutfette ▪ Temperaturkontrolle ▪ Ein- und Ausfuhrbilanz ▪ Nahrungsbilanz	**Physiotherapie:** ▪ Training Sitz, Stand, Gang, Treppe steigen, Gleichgewicht, Sensibilität ▪ Umsetzen z. B. vom Bett auf einen Stuhl ▪ Gesichtsmuskulatur
▪ Anleitung Körperpflege, An- und Auskleiden, Nahrungsaufnahme und Toilettengang	**Ergotherapie:** ▪ Training Hand, Arm, Schulter, Wahrnehmung, Auge-Hand-Koordination, Sensibilität
▪ Medikamentengabe ▪ Versorgung von OP-Narben und Wunden	**Logopädie:** ▪ Training Sprache, Sprechen, Schlucken, Stimme, Gesichts- und Zungenmuskulatur
▪ Weitere Diagnostik	

Die Patienten verbringen im Durchschnitt ca. acht Tage auf der Stroke-Unit (TEMPiS, 2017). Die Weiterbehandlung nach dieser Zeit hängt von der Schwere der Schlaganfallfolgen ab. Sind sie nur noch gering ausgeprägt oder bestehen sie gar nicht mehr, so ist eine Entlassung nach Hause und damit in die hausärztliche Versorgung möglich. Wenn jedoch schwerwiegende Folgen vorliegen, die bei einem Patienten zu einer kompletten Unselbstständigkeit führen, dann wird eine Überweisung in die (neurologische) Frührehabilitation organisiert.

> **Eine Verlegung in die Frührehabilitation ist nicht notwendig, wenn die Schlaganfallfolgen keine komplette Unselbstständigkeit verursachen. Bestehen Folgen, die die Selbstständigkeit nur teilweise einschränken, erfolgt in der Regel eine Überweisung in die weiterführende Rehabilitation. Die Entscheidung darüber, ob in die Frührehabilitation oder in die weiterführende Rehabilitation verlegt wird, treffen die Ärzte der Stroke-Unit. Sie werden dabei organisatorisch von den Mitarbeitern der Sozialberatung unterstützt, die sich um einen Aufnahmetermin in der anschließenden Rehabilitation und um den Antrag auf Kostenübernahme kümmern.**

Die **neurologische Frührehabilitation** bietet ein umfangreiches Spektrum an Leistungen. Zu ihnen gehören vor allem intensivmedizinische Maßnahmen, die benötigt werden, um z. B. Patienten mit

- instabilen Vitalwerten,
- einem Luftröhrenschnitt,
- einer Nasen- oder Magensonde (für eine künstliche Ernährung),
- einem harnableitenden Katheter oder
- erheblichen Nebenerkrankungen

adäquat zu behandeln. Die intensivmedizinischen Maßnahmen werden durch Therapien ergänzt, zu denen neben der Physiotherapie, Ergotherapie und Logopädie auch die Neuropsychologie, Sozialberatung sowie die Musik- und Kunsttherapie gehören. Das Ziel der Frührehabilitation ist es, die Selbstständigkeit so weit wiederherzustellen, dass beispielsweise das Stehen und vielleicht auch das Gehen für einige Schritte, die Übernahme eines Teils der Körperhygiene oder ein Schlucken ohne Verschlucken wieder möglich sind. Dafür wird meist erheblich Zeit benötigt. Es ist daher nicht ungewöhnlich, dass sich Patienten mehrere Wochen oder sogar Monate in der Frührehabilitation aufhalten.

Sollte es trotz aller Bemühungen nicht gelingen, ein minimales Maß an Selbstständigkeit zu erreichen, erfolgt eine Entlassung aus der Frührehabilitation entweder nach Hause oder in ein Pflegeheim. Dabei ist es insbesondere die Aufgabe der Mitarbeiter der Sozialberatung, die Entlassung zusammen mit den Angehörigen eines Patienten vorzubereiten.

Werden im günstigeren Fall jedoch Fortschritte in der Selbstständigkeit erzielt, dann erfolgt im Anschluss an die Frührehabilitation eine Überweisung in die weiterführende Rehabilitation.

Die **weiterführende Rehabilitation** stellt die letzte Station der stationären Versorgungskette dar. Sie hat das Ziel, die noch bestehenden Schlaganfallfolgen weiter zu reduzieren. Dafür steht ein breites therapeutisches Angebot zur Verfügung, das zusätzlich zu den Maßnahmen in der Frührehabilitation aus physikalischen Therapien (Wasser- und Stromanwendungen, Massagen), der Sporttherapie und der Ernährungsberatung besteht. In einigen weiterführenden Rehabilitationseinrichtungen gibt es auch eine Abteilung **Orthoptik**, die sich um die Therapie von Sehstörungen als Folge eines Schlaganfalls kümmert (→ Tab. 1.4). Im Vergleich zur Frührehabilitation ist die Aufenthaltsdauer in der weiterführenden Rehabilitation mit durchschnittlich sechs Wochen häufig kürzer.

Frage: Wer bezahlt die stationäre Rehabilitation?

?

Die Kosten für die Frührehabilitation werden ausschließlich von der Krankenkasse übernommen. Im Gegensatz dazu gibt es für die weiterführende Rehabilitation zwei Kostenträger: zum einen die Krankenkasse und zum anderen die Rentenversicherung. Während die Krankenkasse als Regelfall drei Wochen Aufenthalt in der weiterführenden Rehabilitation genehmigt, übernimmt die Rentenversicherung in der Regel die Kosten für vier Wochen. Bei beiden Kostenträgern kann jedoch eine Verlängerung des Aufenthalts über die Grundgenehmigung hinaus beantragt werden. Dem Antrag kann der Kostenträger zustimmen, er muss es allerdings nicht.

Frage: In welchen Fällen ist in der weiterführenden Rehabilitation die Krankenkasse bzw. die Rentenversicherung der Kostenträger?

?

Die **Krankenkasse** tritt in der weiterführenden Rehabilitation immer dann als Kostenträger auf, wenn ein Patient nicht (mehr) im Erwerbsleben steht. Für erwerbstätige Patienten werden die Kosten von der Krankenkasse nur dann übernommen, wenn eine Rückkehr in den Beruf innerhalb einer absehbaren Zeit nicht möglich ist (negative Erwerbsprognose).
Die **Rentenversicherung** bezahlt die weiterführende Rehabilitation für diejenigen Patienten, die noch berufstätig sind und für die eine Wiederaufnahme ihres Berufs mittelfristig wahrscheinlich ist (positive Erwerbsprognose).

Frage: Welche Ziele verfolgen die Kostenträger?

?

Während die Krankenkasse das Ziel verfolgt, die Selbstständigkeit eines Patienten zu erhöhen, geht es der Rentenversicherung darum, eine Wiedereingliederung in das Berufsleben zu erreichen. Daher wird für die Rentenversicherung am Ende der weiterführenden Rehabilitation eine berufliche Leistungsbeurteilung erstellt, aus der hervorgeht, ob, in welchem Umfang und ab wann ein Patient wieder beruflich leistungsfähig sein wird.

Mit dem Ende der Kostenzusage erfolgt die Entlassung aus der weiterführenden Rehabilitation in der Mehrheit der Fälle nach Hause und in der Minderheit der Fälle in ein Pflegeheim. Liegen bei einem Patienten bei der Entlassung Beeinträchtigungen vor, die eine pflegerische Versorgung zu Hause notwendig machen, wird von den Mitarbeitern der Sozialberatung in Absprache mit dem Patienten und seinen Angehörigen noch vor der Entlassung ein ambulanter Pflegedienst organisiert. Die Mitarbeiter der Sozialberatung kümmern sich dabei auch um die finanziellen Aspekte, indem sie einen Antrag auf Pflegegradeinstufung („Pflegeschnelleinstufung") und gegebenenfalls auf einen Grad der Behinderung (GdB) stellen. Wenn Hilfsmittel für zu Hause benötigt werden (z. B. Rollstuhl, Badewannenlifter oder Anziehhilfe), so werden sie ebenfalls noch in der weiterführenden Rehabilitation über ein Rezept verordnet.

Die Entlassung aus der stationären Rehabilitation bedeutet jedoch nicht das Ende der therapeutischen Versorgung. Vielmehr können die Therapien bei Bedarf zu Hause in ambulanten Praxen für Ergotherapie, Physiotherapie, Logopädie und Neuropsychologie fortgesetzt werden. Dazu werden Rezepte benötigt, die vom Haus- oder vom Facharzt für Neurologie ausgestellt werden. Standardmäßig umfasst ein Rezept zehn Therapieeinheiten. Sollten mehr Therapien notwendig sein, können Folgerezepte verordnet werden.

! **Die Höchstmenge an zu verordnenden Therapien wird durch den Heilmittelkatalog begrenzt. So stehen beispielsweise für die Behandlung einer Sprachstörung maximal 60 therapeutische Einheiten als Regelfall zur Verfügung. Ein Überschreiten der Höchstmenge ist nur auf Antrag (der vom Haus- oder Facharzt gestellt werden muss) möglich.**

! **Beachte: Für die ambulanten Therapien ist nach den gesetzlichen Bestimmungen eine Zuzahlung zu leisten, sofern keine Befreiung von der Zuzahlungspflicht vorliegt.**

Lassen sich die Schlaganfallfolgen mithilfe der ambulanten Therapien nicht durchgreifend reduzieren, ist es sinnvoll, eine erneute stationäre Rehabilitation zu beantragen. Der Gesetzgeber hat zwar vorgegeben, dass zwischen zwei stationären Rehabilitationsmaßnahmen mindestens vier Jahre vergehen müssen, dennoch kann durchaus ein Antrag 18 bis 24 Monate nach der Entlassung aus der Rehabilitation gestellt werden. Der Antrag wird vom Haus- oder Facharzt geschrieben, der ihn auch an den jeweils zuständigen Kostenträger (Krankenkasse oder Rentenversicherung) weiterleitet. Der Antrag kann genehmigt, er kann jedoch auch abgelehnt werden. Bei einer Ablehnung ist ein Widerspruch möglich, der in der ersten Instanz kostenlos ist.

Die Initiative für den Antrag auf eine erneute stationäre Rehabilitation muss vom Patienten oder seinen Angehörigen ausgehen, wobei der Haus- oder Facharzt den Antrag stellt. Kein Kostenträger wird sich bei einem Patienten mit dem Angebot einer erneuten stationären Rehabilitationsmaßnahme melden.

Zusammenfassung

Der Schlaganfall gilt zu Recht als gefürchtete Erkrankung, da er plötzlich zu einer Störung oder sogar zu einem Verlust von vermeintlich selbstverständlichen Fähigkeiten, wie das Stehen, Greifen, Sprechen und Denken, führen kann. Die akute Lebensbedrohung als Folge eines Schlaganfalls kann in der Mehrheit der Fälle zwar abgewendet werden, dennoch verbleiben häufig anhaltende Beeinträchtigungen.

Für die Therapie der Beeinträchtigungen ist eine Versorgungskette geschaffen worden, die von der Notaufnahme über die Stroke-Unit bis hin zur Frührehabilitation, weiterführenden Rehabilitation und ambulanten Therapie reicht. Mit der Kette wird eine kontinuierliche Versorgung der Schlaganfallpatienten sichergestellt, die insbesondere für das erste Jahr nach Krankheitsbeginn entscheidend ist.

Denn in dieser Zeit werden die größten Fortschritte dadurch erreicht, dass die Therapien die Selbstheilungskräfte der Natur unterstützen. Nach dem Jahr lassen sich zwar immer noch Verbesserungen erzielen, die Erholungsgeschwindigkeit verläuft dann jedoch langsamer.

Über die Ursachen, die einen Schlaganfall auslösen, informiert das folgende Kapitel.

Ursachen für einen Schlaganfall

Schlaganfälle sind vor allem auf eine Blutunterversorgung des Gehirns **(zerebrale Ischämie)** oder auf eine Einblutung in das Gehirn **(Hämorrhagie)** zurückzuführen. Beide Ursachen zerstören Hirngewebe mit der Folge, dass Probleme mit der Motorik, der Kognition oder dem Sehen auftreten können. Zu den eher seltenen Ursachen gehören Einrisse in der inneren Gefäßwand einer Hirnarterie **(Dissektion)** und Entzündungen **(Vaskulitis)**.

Die Blutunterversorgung (Ischämie)

Die Nervenzellen des Gehirns (die Neurone) sind für ihre vielfältigen Aufgaben auf eine kontinuierliche Versorgung mit Sauerstoff und Zucker angewiesen. Die beiden Stoffe werden den Zellen über das arterielle Blut zugeführt. Auf eine Unterbrechung der Zufuhr reagieren die Neurone empfindlich: Selbst wenn sie nur einige wenige Minuten dauert, treten bereits Folgen auf, wie z. B. Sprachstörungen, Lähmungen einer Körperhälfte oder Taubheitsgefühle. Wenn sich der (arterielle) Blutfluss und damit die Versorgung nach wenigen Minuten wieder normalisiert, bilden sich die Folgen in der Regel rasch zurück. Die Neurologie spricht dann von einer **„transitorisch ischämischen Attacke (TIA)"**.

Frage: Was ist eine transitorisch ischämische Attacke?

Eine transitorisch ischämische Attacke wird durch eine kurz anhaltende Durchblutungsstörung des Gehirns verursacht. Aufgrund der Störung erhalten die Neurone vorübergehend nicht mehr die benötigte Menge an Sauerstoff und Zucker. Trotz des vorübergehenden (transitorischen) Charakters kommt es zu motorischen oder kognitiven Ausfällen, die allerdings wieder vergehen, sobald die Nahrungszufuhr wiederhergestellt ist. Bestehen die Ausfallserscheinungen maximal 24 Stunden, wird von einer transitorisch ischämischen Attacke gesprochen. Halten die Ausfälle dagegen länger als 24 Stunden an, liegt keine TIA, sondern ein Schlaganfall (Apoplex) vor.

Eine TIA ist in ihrer Bedeutung nicht zu unterschätzen. Sie stellt die Vorstufe eines Schlaganfalls dar und sollte daher fachärztlich versorgt werden. Damit sind auch nur kurzfristig bestehende Ausfallserscheinungen wie ein Notfall zu behandeln und im Krankenhaus abzuklären.

Sehr viel schwerwiegendere Konsequenzen ergeben sich, wenn die Nervenzellen für länger als ein paar Minuten von der Nahrungsversorgung abgeschnitten werden. Es kommt dann zu einem Untergang der betroffenen Zellen (Zelltod), wobei die Schädigung durch körpereigene Mittel nicht wieder rückgängig zu machen ist **(irreversible Schädigung)**.

! **Abgestorbene Nervenzellen des Gehirns sind unrettbar verloren. Sie können weder natürlich noch künstlich ersetzt werden.**

Die plötzliche Unterbrechung des Blutstroms tritt häufig als (langfristige) Folge einer krankhaften Veränderung der Arterien **(Arteriosklerose)** auf. In der Regel beginnt die Veränderung damit, dass sich an der Gefäßwand einer Arterie meist Fettzellen ablagern. Darauf reagiert der Körper, indem er fettvernichtende Zellen zur Beseitigung der Ablagerung schickt. Sind sie mit ihrer Aufgabe jedoch überfordert, wächst die Ablagerung durch sich weiter ansiedelnde Fettzellen und fettvernichtende Zellen an. Es entsteht eine Auflagerung **(Plaque)**, die eine Gefäßverengung **(Stenose)** verursacht (→ Abb. 2.1 mittleres Bild).

Frage: Welche Konsequenzen hat eine Stenose?

? Bei einer Stenose handelt es sich um eine Engstelle im Blutstrom, die auf einer Ablagerung an der Gefäßwand beruht. Wenn die Stenose im Zeitverlauf zunimmt, kann es zu einer kompletten Unterbrechung des Blutflusses kommen. Als Folge tritt eine Blutunterversorgung **(Ischämie)** auf, bei der diejenigen (Hirn-)Zellen absterben, die normalerweise von dem unterbrochenen Blutfluss versorgt werden **(Hirninfarkt)**. An der Stenose können außerdem aufgrund einer veränderten Strömungsgeschwindigkeit des Blutes Verwirbelungen entstehen, die dafür sorgen, dass sich ein Teil der Auflagerung von der Gefäßwand löst und als Partikel **(Embolus)** im Blut mitschwimmen. Die Gefahr der Loslösung nimmt zu, je mehr der Blutdruck steigt (→ Kap. *Bluthochdruck [arterielle Hypertonie]*). Setzt sich der Embolus bei seiner Wanderung durch das Adersystem in einer bestimmten Hirnarterie fest (arterielle **Embolie**), wird der Blutstrom an dieser Stelle unterbrochen. Es resultiert ein **embolisch** bedingter Schlaganfall mit einem anschließenden Untergang von Hirngewebe.

Die sich vergrößernde Ablagerung birgt außerdem das Risiko, dass sich rote Blutkörperchen **(Thrombozyten)** an ihr festsetzen (→ Abb. 2.1 unteres Bild). Wenn sie miteinander verkleben, bildet sich ein Blutgerinnsel **(Thrombus)**, dessen Umfang im Zeitverlauf zunehmen kann. Der Blutstrom wird dadurch (noch mehr) eingeengt und möglicherweise sogar komplett unterbrochen. Es entsteht eine **Thrombose**.

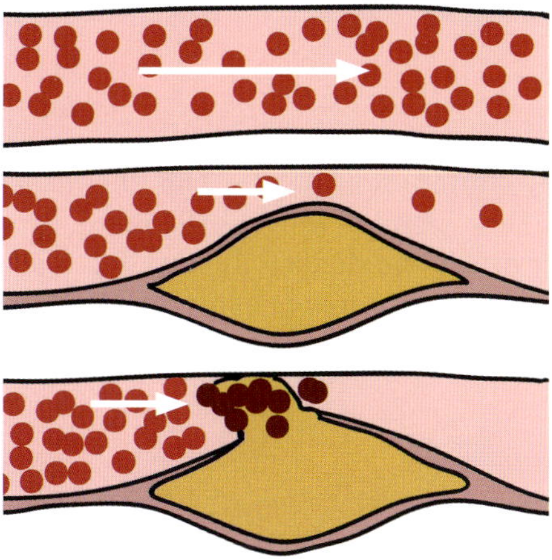

Normaler Fluss der roten Blutkörperchen

Engstelle durch Ablagerung (Stenose)

Thrombose durch Festsetzen der roten Blutkörperchen an der Ablagerung

Abb. 2.1: Entwicklung eines Thrombus

Frage: Welche Konsequenzen hat ein Thrombus?

Mit dem Thrombus sind zwei Gefahren verbunden: Zum einen engt er den Blutfluss zunächst ein, später kann er ihn komplett unterbrechen und damit zu einer Ischämie führen. Zum anderen besteht das Risiko, dass sich der Thrombus von der Auflagerung löst und als Gerinnsel (Embolus) im Blutstrom so lange mitschwimmt, bis er sich in einer der Hirnarterien festsetzt. Dadurch wird ein **thrombo-embolischer Schlaganfall** ausgelöst.

Blutgerinnsel mit einem kleinen Durchmesser kann der Körper mit eigenen Mitteln auflösen. Geschieht dies schnell, kommt es nur zu flüchtigen Ausfallserscheinungen, die sich als **transitorisch ischämische Attacke** äußern. Wenn die Auflösung jedoch nicht schnell genug gelingt, kommt es zu einem **Hirninfarkt**, der zu länger bestehenden und häufig auch bleibenden Beeinträchtigungen führt.

Während ca. 80 % aller Schlaganfälle auf eine Blutunterversorgung zurückzuführen sind, treten ca. 20 % von ihnen als Folge einer Blutung auf. Da sowohl die Ischämie als auch die Blutung einen Untergang von Hirngewebe verursachen, werden sie unter der Diagnose „Schlaganfall" **(Apoplex)** zusammengefasst (→ Kap. *Der Schlaganfall*).

Dem bloßen Begriff „Schlaganfall" ist nicht zu entnehmen, ob er auf einer Ischämie oder einer Blutung beruht.

Im folgenden Kapitel wird auf die Gehirnblutung näher eingegangen.

Die Blutung (Hämorrhagie)

Bei einer Hirnblutung dringt Blut aus einer eingerissenen Arterie oder – seltener – einer eingerissenen Vene in das Hirngewebe ein. Der Grund dafür ist meist eine labile Gefäßwand, die bei einem plötzlichen Blutdruckanstieg (→ Kap. *Bluthochdruck [arterielle Hypertonie]*) platzen kann. Sehr viel häufiger ist es allerdings, dass sich die labile Gefäßwand zu einer immer größer werdenden Aussackung (oder einem **Aneurysma**) ausdehnt (→ Abb. 2.2). Hat die Ausdehnung ihren maximalen Punkt erreicht, zerreißt sie und Blut ergießt sich in das Gehirn.

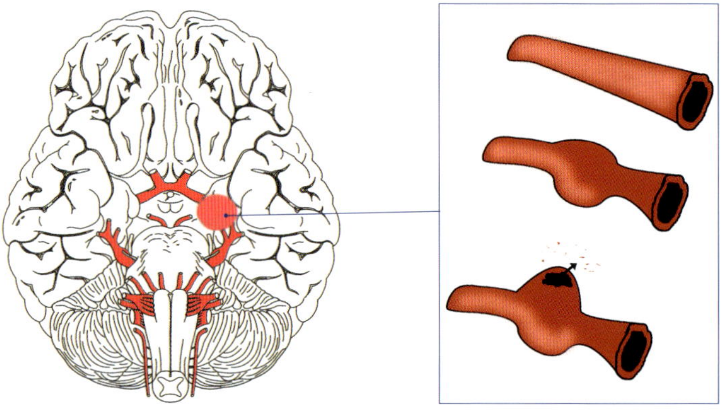

Abb. 2.2: Einblutung aus einem Aneurysma in das Gehirn

Dringt das Blut direkt in eine der beiden Hirnhälften ein, so wie in Abbildung 2.2 dargestellt, liegt eine **intrazerebrale Blutung** vor. Das Blut kann jedoch nach dem Riss (oder der **Ruptur**) auch in den Bereich der Hirnhäute fließen, von denen es drei gibt (→ Abb. 2.3):

1. die harte Hirnhaut **(Dura mater),** die sich direkt unterhalb des Schädelknochens (der **Kalotte**) befindet,
2. die Spinngewebshaut **(Arachnoidea),** die an die harte Hirnhaut anschließt und
3. die weiche Hirnhaut **(Pia mater)**, die zwischen der Spinngewebshaut und dem Hirngewebe liegt.

Blutet es, wie in Abbildung 2.3 zu sehen ist, unterhalb der harten Hirnhaut ein, entsteht eine subdurale Blutung (oder ein **subdurales Hämatom**). Ergießt sich das Blut dagegen in den Raum unterhalb der Spinngewebshaut, resultiert eine **Subarachnoidalblutung (SAB)**.

Obwohl eine Blutung in den Bereich der Hirnhäute kein Gewebe schädigt, das motorische oder kognitive Leistungen kontrolliert, wirkt sie sich in der Regel dennoch auf die Bewegungs- oder Denkfähigkeiten aus. Denn das ausgetretene Blut verklumpt (koaguliert) und übt dadurch Druck auf das darunterliegende Gewebe aus, das als Folge anschwillt. Sobald die Schwellung jedoch nachlässt, kommt es meist zu einer Erholung der motorischen oder kognitiven Funktionen.

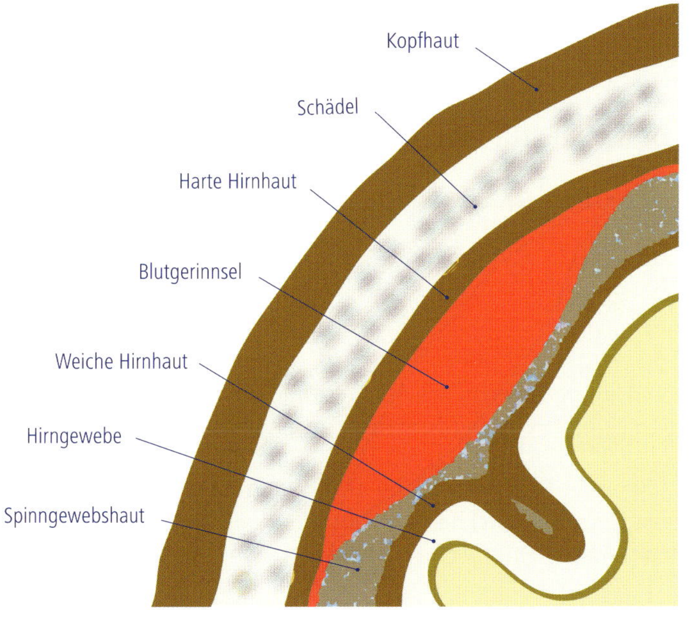

Abb. 2.3: Subduralblutung

Da die Arterien, die die Hirnhäute mit Nahrung versorgen, dicht unter dem Schädelknochen verlaufen, sind sie besonders verletzungsgefährdet, wenn es zu einem harten Stoß oder heftigen Schlag auf den Schädel kommt. Daher können schwerwiegende Stürze oder Gewalteinwirkungen auf den Kopf, wie z. B. bei einem Verkehrsunfall, zu einem Zerreißen der Arterien führen. Wenn das auftritt, liegt jedoch kein Schlaganfall vor, sondern eine Schädel-Hirn-Verletzung (oder ein **Schädel-Hirn-Trauma**).

> **!** **Führt eine (äußere) Gewalteinwirkung auf den Kopf zu einer Hirnblutung, besteht ein Schädel-Hirn-Trauma (SHT) und kein Schlaganfall.**

Die motorischen und kognitiven Beeinträchtigungen, die als Folge einer Hirnblutung auftreten können, unterscheiden sich weder qualitativ noch quantitativ von denen, die durch eine Blutunterversorgung verursacht werden.

> **!** **Die Symptome eines Patienten lassen keinen Rückschluss darauf zu, ob ein ischämisch oder hämorrhagisch bedingter Schlaganfall vorliegt. Dies ist erst in der bildgebenden Diagnostik (MRT und CCT → Kap. *Schlaganfall-Versorgungskette*) zu sehen.**

Seltene Ursachen für einen Schlaganfall

Zu den seltenen Ursachen für einen Schlaganfall gehören

- eine Entzündung der Hirnarterien **(Vaskulitis)**,
- ein Einriss in die innere Gefäßwand einer Hirnarterie **(Dissektion)** und
- Drogenkonsum.

Entzündungen können ebenso wie Ablagerungen (→ Kap. *Die Blutunterversorgung [Ischämie]*) zu einer Verengung oder sogar zu einem Verschluss einer Arterie führen. Sie werden durch Viren (z. B. Herpes-Viren) oder Bakterien (z. B. Meningokokken) verursacht, die eine Entzündung der Hirnhäute **(Meningitis)** oder seltener des Gehirns selbst **(Enzephalitis)** hervorrufen. Eine weitere Ursache für Entzündungen können rheumatisch bedingte Erkrankungen sein, zu denen beispielsweise die rheumatische Gelenkentzündung und die rheumatische Bindegewebsentzündung (Lupus erythematodes) zählen.

Bei einer Dissektion reißt die innere Gefäßwand einer Arterie auf. Durch den Riss dringt Blut in das Innere der Gefäßwand ein (→ Abb. 2.4), die sich als Folge erweitert und dadurch eine Engstelle schafft. Es besteht außerdem die Gefahr, dass sich Thromben bilden, die einen thrombo-embolischen Schlaganfall (→ Kap. *Die Blutunterversorgung [Ischämie]*) verursachen können.

Dissektionen können nach Unfällen mit Kopf- oder Halsbeteiligung auftreten. Sie können jedoch auch spontan ohne äußere Ursache entstehen. Von einer Dissektion ist die innere Halsschlagader **(Aorta carotis interna)** vier Mal häufiger betroffen als die Wirbelsäulenarterie **(Aorta vertebralis)**. Für Dissektionen gibt es einen Häufigkeitsgipfel, der zwischen dem 20. und 40. Lebensjahr liegt.

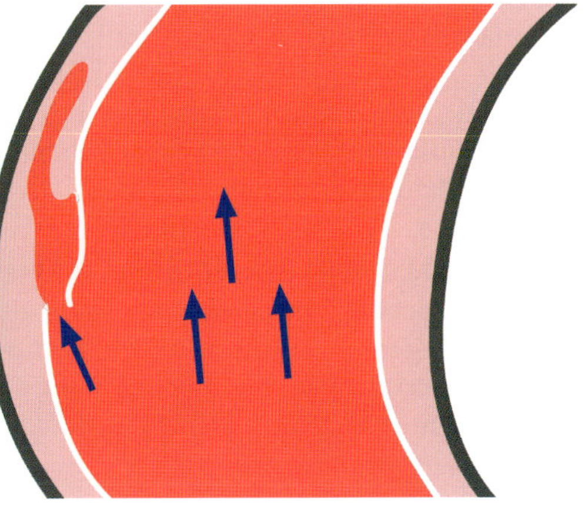

Abb. 2.4: Dissektion einer Arterie

Der Konsum von Drogen kann zu krampfartigen Verengungen (**Vaso-Spasmen**) der Hirnarterien führen und damit eine Störung des Blutflusses verursachen. Außerdem können Hirnarterien vor allem dann aufplatzen, wenn die eingenommene Droge mit einem abrupten Blutdruckanstieg (→ Kap. *Bluthochdruck [arterielle Hypertonie]*) verbunden ist.

Ursachen für große und kleine Schlaganfälle

Jede Hirnhemisphäre wird durch drei große Arterien mit Blut versorgt. Zu ihnen gehören die

- vordere Hirnarterie **(Arteria cerebri anterior)**,
- die mittlere Hirnarterie **(Arteria cerebri media)** und
- die hintere Hirnarterie **(Arteria cerebri posterior)**.

Unter den drei Arterien nimmt die **mittlere Hirnarterie** eine Sonderstellung ein, da sie für die Nahrungsversorgung von ca. zwei Dritteln derjenigen Nervenzellen verantwortlich ist, die sich in der Großhirnrinde **(Kortex)** befinden. Das übrige Drittel erhält je zur Hälfte von der vorderen und von der hinteren Hirnarterie Nahrung. Die Versorgungsgebiete der drei großen Hirnarterien sind für die linke Großhirnrinde in Abbildung 2.5 dargestellt. Sie sind für die rechte Großhirnrinde identisch.

Verschließt eine der drei großen Arterien an ihrem Ursprung, kommt es zu einem großflächigen Untergang von Nervenzellen **(territorialer Infarkt)**. So führt ein kompletter Verschluss der mittleren Hirnarterie **(kompletter Mediainfarkt)** zu einem Verlust einer enormen Anzahl von Nervenzellen in der Großhirnrinde. Da die Nervenzellen in der Großhirnrinde wichtige Funktionen für die Motorik und die Kognition haben, sind die Konsequenzen für einen Betroffenen dramatisch: Es treten ausgeprägte und häufig auch lang anhaltende Lähmungen einer Körperseite sowie Störungen des Denkens und Fühlens auf.

> **!** **Großflächige Schlaganfälle (territoriale Infarkte) der Großhirnrinde (Kortex) verursachen schwerwiegende motorische und kognitive Beeinträchtigungen. Die Läsionsgröße bestimmt außerdem die Wahrscheinlichkeit für die Wiederherstellung der Beeinträchtigungen: Je mehr Hirngewebe zugrunde geht, desto unwahrscheinlicher ist eine vollständige Erholung.**

Ein Verschluss der mittleren Hirnarterie tritt im statistischen Durchschnitt mehr als doppelt so häufig auf wie ein Verschluss der vorderen und hinteren Hirnarterie. Der Grund dafür liegt in dem enormen Blutbedarf, den die mittlere Hirnarterie für die Versorgung der vielen Nervenzellen benötigt. Der Bedarf führt zu einem im Vergleich zur vorderen und hinteren Hirnarterie höheren Sog, der einen im Blut mitschwimmenden Embolus oder Thrombus bevorzugt anzieht und dadurch einen Verschluss verursacht.

Kortikale Versorgungsgebiete der Hirnarterien

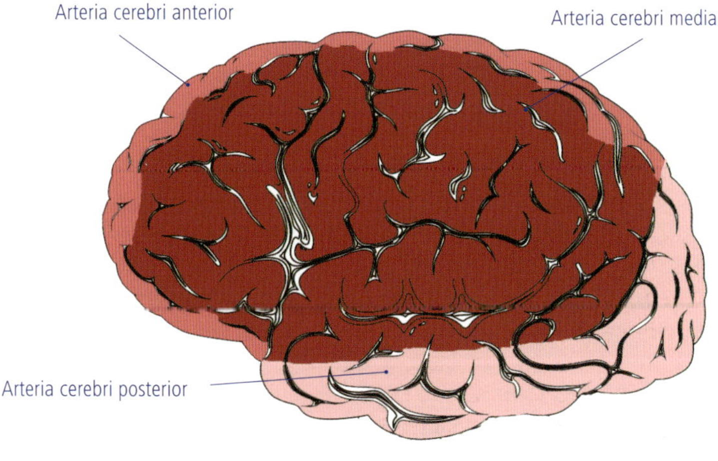

Abb. 2.5: Versorgungsgebiete der linken Großhirnrinde durch die drei großen Hirnarterien

Von einem plötzlichen Verschluss werden jedoch nicht nur die großen Arterien an ihrem Ursprung betroffen. Vielmehr kann es auch zu Verschlüssen kleiner Arterien kommen, die von den großen Gefäßen abzweigen. Als Folge entsteht ein kleinflächiger Untergang von Nervenzellen **(lakunärer Infarkt)**. Obwohl dabei weitaus weniger Hirngewebe als bei einem Territorialinfarkt zerstört wird, können die Konsequenzen dennoch erheblich sein: Geht aufgrund des lakunären Infarkts eine strategisch wichtige Stelle im Gehirn zugrunde, sind schwere und langwierige Folgen möglich.

> **!** **Kleinflächige Schlaganfälle (lakunäre Infarkte) können trotz ihrer geringen Läsionsgröße dann zu erheblichen Störungen führen, wenn sie an Stellen auftreten, an denen wichtige Informationen verarbeitet werden.**

Entscheidend dafür, ob eine große oder kleine Arterie verschließt, ist der Durchmesser des Embolus oder Thrombus. Wenn er gering ist, passiert das mitschwimmende Partikel die großen Gefäße mühelos und setzt sich (erst) in einem kleinen Gefäß fest. Mit zunehmender Größe steigt jedoch die Wahrscheinlichkeit, dass der Blutstrom einer großen Arterie unterbrochen wird. Da weder die Größe eines Embolus oder Thrombus noch sein Weg durch das Gefäßsystem bekannt sind, kann nicht vorausgesagt werden, welche Arterie verschließen wird. Damit stellt der Schlaganfall bei jedem Patienten eine erneute diagnostische Herausforderung in der Akutmedizin dar.

Zusammenfassung

Die weitaus größte Anzahl von Schlaganfällen ist auf den Verschluss einer Hirnarterie zurückzuführen, der eine Blutunterversorgung **(Ischämie)** von Hirnzellen verursacht. Eine geringere Anzahl beruht darauf, dass die Gefäßwand einer Hirnarterie einreißt und sich Blut in das Hirngewebe ergießt **(Hämorrhagie)**. Sowohl der Verschluss als auch die Blutung bedingt einen Untergang derjenigen Nervenzellen, die von der geschädigten Arterie normalerweise mit Nahrung versorgt werden. Wenn eine große Hirnarterie geschädigt wird, die für die Versorgung sehr vieler Hirnzellen zuständig ist, dann kommt es zu einem großflächigen Zelltod **(Territorialinfarkt)** mit schwerwiegenden Ausfällen. Territorialinfarkte haben eine ungünstige Prognose: Die Beeinträchtigungen, die sie hervorrufen, bleiben häufig ein Leben lang bestehen. Tritt die Schädigung jedoch in einer kleinen Hirnarterie auf, resultiert ein kleinflächiger Zelltod **(lakunärer Infarkt)**. Trotz des Untergangs einer kleinen Fläche können sich allerdings auch schwerwiegende Ausfälle ergeben, wenn eine strategisch wichtige Stelle im Gehirn betroffen ist.

Akutbehandlung des Schlaganfalls

In der Akutbehandlung geht es zunächst darum, einen Schlaganfall von anderen Erkrankungen zu unterscheiden. Dann ist es das Ziel, im Falle einer Ischämie die unterbrochene Blutversorgung so schnell wie möglich wiederherzustellen. Liegt dagegen eine Gefäßaussackung **(Aneurysma)** vor, gilt es, die Gefahr einer Blutung so rasch wie möglich zu beseitigen. Im weiteren Behandlungsverlauf wird nach den möglichen Ursachen für den Schlaganfall gesucht.

Vorgehen bei einer Ischämie

Wenn ein Patient mit der Verdachtsdiagnose „Schlaganfall" in der Notaufnahme eines Krankenhauses aufgenommen wird, ist Eile geboten. Denn für die effektive Behandlung eines ischämisch bedingten Schlaganfalls steht nur eine Zeitspanne von **maximal 4,5 Stunden** nach dem Beginn der ersten Symptome zur Verfügung. Es muss daher in kurzer Zeit entschieden werden, ob die Symptome, wie z. B. ein einseitig hängender Mundwinkel oder Gefühlsstörungen einer Körperseite, tatsächlich auf einen Schlaganfall oder auf eine andere Ursache, z. B. auf eine Entzündung oder einen Bandscheibenvorfall, zurückzuführen sind. In die Entscheidung fließen zum einen die Ergebnisse der Eingangsuntersuchung ein, die der aufnehmende Arzt häufig in Zusammenarbeit mit einem erfahrenen Neurologen aus dem **Telestroke-Netzwerk** (→ Kap. *Schlaganfall-Versorgungskette*) durchführt. Zum anderen basiert sie auf dem Befund der bildgebenden Diagnostik, wobei in der Akutphase vor allem die **Magnetresonanztomografie** eingesetzt wird (→ Kap. *Schlaganfall-Versorgungskette*).

Bestätigen die Resultate der Eingangsuntersuchung und der bildgebenden Diagnostik einen ischämisch bedingten Schlaganfall, stehen zwei Behandlungsoptionen zur Verfügung: die **Lyse-Therapie** und die **Thrombektomie**.

Frage: Was ist eine Lyse-Therapie?

Die Lyse-Therapie (synonym: **systemische Thrombolyse**) hat das Ziel, einen Thrombus aufzulösen, um dadurch den unterbrochenen Blutfluss wiederherzustellen. Dazu werden über eine Vene Medikamente verabreicht, die den Thrombus entweder direkt zersetzen oder die körpereigenen Abbauenzyme zur Auflösung aktivieren. Die Lyse hat sich als Standardtherapie etabliert, da in groß angelegten Studien nachgewiesen werden konnte, dass die Chancen von lysierten Patienten, ihren Schlaganfall ohne größere Beeinträchtigungen zu überleben, **in den ersten 3 Stunden** nach Beginn der Erkrankung **um 75% höher** liegen als bei Patienten, die keine Lyse erhalten haben. Der Vorteil der Lyse-Therapie beträgt immer noch **26%** gegenüber nicht-lysierten Patienten, wenn sie **3 bis 4,5 Stunden nach Schlaganfallbeginn** durchgeführt wird (Emberson et al., 2014).
Die Lyse-Therapie ist jedoch nicht ohne Risiko. Da mithilfe der Medikamente die Gerinnungsfähigkeit **(Koagulation)** des Blutes (künstlich) herabgesetzt wird, können Blutungen auftreten. Die Lyse muss daher innerhalb der ersten **4,5 Stunden nach Beginn des Schlaganfalls** durchgeführt werden, da die Gefahr einer Blutung danach zu groß ist. Innerhalb dieses Zeitfensters steht ein aufnehmender Arzt damit vor der Aufgabe, (rasch) die Frage zu klären, wie viel Zeit zwischen dem ersten Auftreten der Symptome und der Aufnahme im Krankenhaus vergangen ist. Kann die Frage nicht ausreichend sicher beantwortet werden, kommt die Lyse-Therapie als Behandlungsoption nicht infrage.
Das enge Zeitfenster hat außerdem den Nachteil, dass sich Thromben mit einem großen Durchmesser in der vorgegebenen Zeit nicht schnell genug auflösen lassen. Unglücklicherweise sind gerade sie für die besonders schweren Schlaganfälle verantwortlich, die zu ausgeprägten und lang anhaltenden Ausfällen führen. Für kleinere Thromben stellt die Lyse-Therapie innerhalb der 4,5 Stunden jedoch eine erfolgversprechende Behandlungsmöglichkeit dar.

Frage: Was ist eine Thrombektomie?

Bei der Thrombektomie oder der **mechanischen Rekanalisation** geht es darum, einen Thrombus aus einer Hirnarterie operativ zu entfernen. Dazu wird zunächst mithilfe der Computertomografie bestimmt, welche Hirnarterie vom Schlaganfall betroffen ist und an welcher Stelle der Arterie sich der Thrombus genau befindet. Ist dies bekannt, wird ein Katheter über die Leiste in die betroffene Hirnarterie bis kurz vor den Thrombus geschoben. In den Katheter wird dann ein Drahtgeflecht (→ Abb. 3.1a) eingeführt. Der Katheter wird durch den Thrombus bis zu dessen Ende vorgeschoben. Das Geflecht wird anschließend zu einem „Korb" entfaltet, der den Thrombus komplett umschließt (→ Abb. 3.1b). Auf diese Weise ist es möglich, den Thrombus aus der Arterie herauszuziehen (→ Abb. 3.1c) und dadurch den Blutfluss wieder in Gang zu setzen.

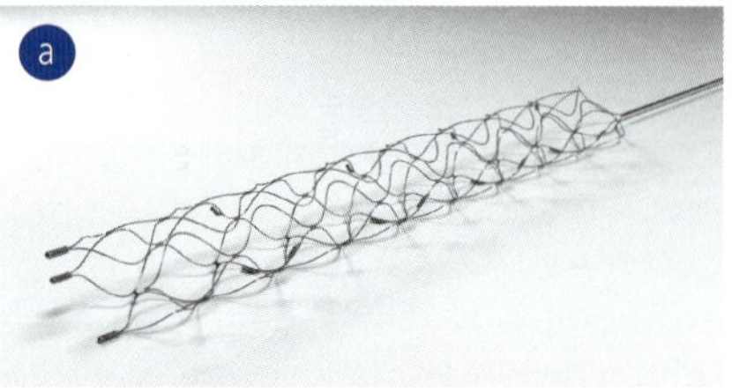

Solitaire™ Platinum
Revascularization Device

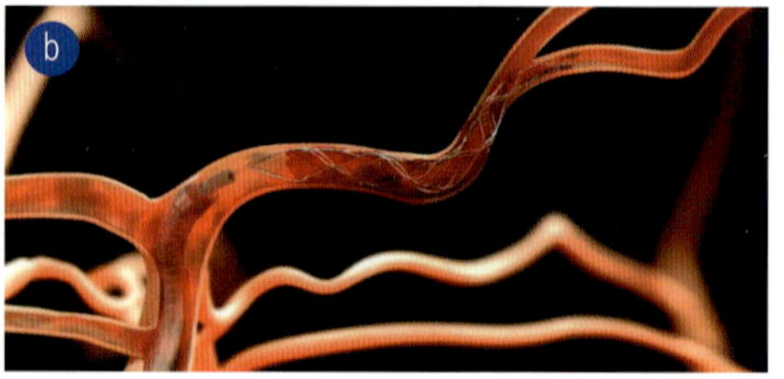

Solitaire™ Platinum
Revascularization Device + Micro- & Intracranial Support Catheter

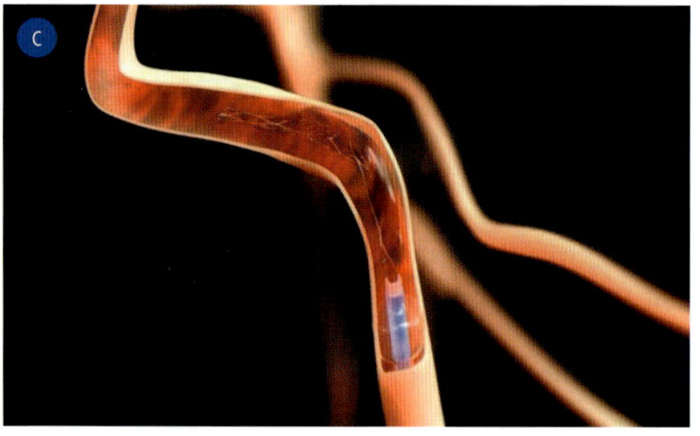

Solitaire™ Platinum – Revascularization Device + Micro- & Balloon Guide Catheter

Abb. 3.1: Thrombektomie
a: Drahtkorb zur Thrombenentfernung
b: Vollständige Umschließung eines Thrombus durch den Drahtkorb
c: Entfernung des Thrombus aus einer Arterie
(Abdruck mit freundlicher Genehmigung: Medtronic GmbH, Meerbusch)

Für die Durchführung der Thrombektomie gibt es im Gegensatz zur Lyse-Therapie kein kritisches Zeitfenster. Ein weiterer Vorteil liegt darin, dass sich mit der Thrombektomie auch Thromben mit einem großen Durchmesser entfernen lassen. Allerdings kann auch die Thrombektomie keine Wunder bewirken: Erfolgt sie erst Stunden nach Beginn des Schlaganfalls, ist die Wahrscheinlichkeit hoch, dass es inzwischen zu einem bleibenden Verlust von Hirngewebe gekommen ist. Daher gilt auch für die Thrombektomie, dass schnell gehandelt werden muss.

Da es sich bei der Thrombektomie um ein technisch aufwendiges Verfahren handelt, steht sie in der Regel nur in spezialisierten Schlaganfallzentren mit der dafür notwendigen Expertise zur Verfügung. Die Lyse-Therapie wird dagegen in allen Krankenhäusern durchgeführt, wobei sie in Krankenhäusern ohne eigene neurologische Abteilung häufig von einem erfahrenen Neurologen aus dem Telestroke-Netzwerk telemedizinisch begleitet wird.

Vorgehen bei einer Blutung

Wenn sich in der Notaufnahme herausstellt, dass der Schlaganfall auf einer Gefäßaussackung (auf einem **Aneurysma**) beruht, ist in der Regel eine (sofortige) Verlegung in die Neurochirurgie notwendig. Dort wird entweder ein **Clipping** oder ein **Coiling** des Aneurysmas durchgeführt.

Frage: Was ist ein Clipping?

Das Ziel des Clippings ist es, die Gefahr einer Blutung aus dem Aneurysma operativ zu verhindern. Dazu wird der knöcherne Schädel genau an der Stelle geöffnet, unter der sich die Arterie mit dem Aneurysma befindet. Nach der Schädelöffnung verwendet der Neurochirurg ein Operationsmikroskop, das exzellente und hoch auflösende Bilder des zu operierenden Gebietes liefert, um sich mithilfe der Bilder einen Weg zu dem Aneurysma zu bahnen. Hierfür nutzt er die natürlichen Korridore des Gehirns. Hat er das Aneurysma erreicht, setzt er um den Aneurysma-„Hals" einen **Metallclip**. Dadurch wird es von der betroffenen Hirnarterie getrennt (→ Abb. 3.2). Sobald der Clip platziert ist, verbleibt er (dauerhaft) um den „Hals". Die Gefahr einer Blutung ist somit gebannt. Die Operation endet mit einem Verschluss der Schädelöffnung.
Der Erfolg des Clippings hängt vom optimalen Sitz des Clips ab. Konnte er nicht optimal platziert werden, besteht die Gefahr, dass sich ein neues Aneurysma bildet oder dass in der betroffenen Arterie ein Verschluss entsteht.

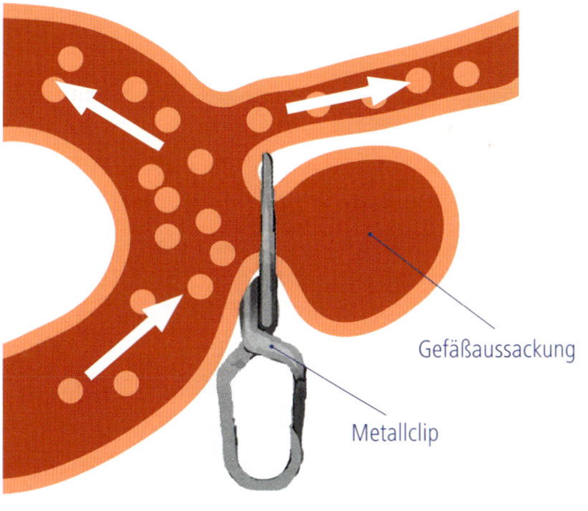

Abb. 3.2: Clipping eines Aneurysmas

Frage: Was ist ein Coiling?

Auch bei dem Coiling handelt es sich um ein operatives Verfahren zum Verschluss eines Aneurysmas, im Gegensatz zum Clipping wird der Schädel jedoch nicht geöffnet. Vielmehr führt der Neurochirurg über die Leiste einen Katheter ein, über den er einen zweiten, sehr feinen Katheter (Mikrokatheter) bis zum Aneurysma vorschiebt. Mit dem Mikrokatheter wird dann eine kleine Platinspirale **(Coil)** in das Aneurysma eingebracht und dort vom Katheter gelöst (→ Abb. 3.3 a). Dieser Vorgang wird so lange wiederholt, bis die gesamte Aussackung mit Platinspiralen (Coils) gefüllt ist (→ Abb. 3.3 b und 3.3 c). Die Spiralen sorgen dafür, dass das Blut in dem Aneurysma gerinnt. Dadurch entsteht ein Thrombus, der das Aneurysma komplett verschließt. Die Gefahr einer Blutung ist damit gebannt.

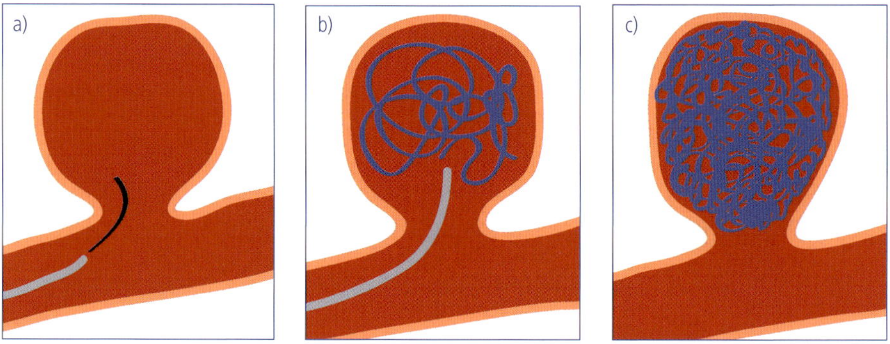

Abb. 3.3: Coiling eines Aneurysmas

In etwa zwei Drittel aller Fälle haben die Aneurysmen eine sackförmige Form, die sich gut mit den Platinspiralen verschließen lässt **(endovaskuläres Coiling)**. Bei dem restlichen Drittel ist das aus verschiedenen Gründen nicht möglich. Ein häufiger Grund ist, dass die Aussackung eine komplexe Gestalt hat, die nur mithilfe des Clippings behandelt werden kann. Werden das Coiling und das Clipping hinsichtlich ihres Risikos miteinander verglichen, so ergibt sich eine geringere Komplikationsrate für das Coiling. Die beiden Behandlungsoptionen stehen jedoch nicht in Konkurrenz zueinander: Es kann durchaus sein, dass beide Optionen bei einem Patienten angewendet werden.

Weitere Behandlungsmaßnahmen

Im Anschluss an die akute Versorgung der Ischämie oder Hämorrhagie werden für zwei Tage wichtige Körperfunktionen **(Vitalparameter)** kontrolliert **(48-Stunden-Monitoring)**. Dazu werden die Patienten an einen Bildschirm (Monitor) angeschlossen, auf dem

- der Blutdruck,
- die Pulsfrequenz,
- die Atemfrequenz und
- die Sauerstoffsättigung

kontinuierlich zu sehen sind. Ergänzend messen Mitarbeiter der Pflege regelmäßig die Körpertemperatur und die Blutzuckerwerte. Da ein zu hoher Blutdruck **(arterielle Hypertonie)** die Hauptursache für einen Schlaganfall darstellt (→ Kap. *Bluthochdruck [arterielle Hypertonie]*), sind in Tabelle 3.1 die normalen und abweichenden Werte für die Herzauswurfphase **(systolischer Druck)** und die Herzfüllungsphase **(diastolischer Druck)** zu sehen.

Tab. 3.1: Normale und abweichende Blutdruckwerte für Erwachsene nach der Klassifikation der Weltgesundheitsorganisation

Bewertung	Systolischer Wert	Diastolischer Wert
Optimal	kleiner 120	kleiner 80
Normal	kleiner 130	kleiner 85
Hochnormal	130–139	85–89
Hypertonie Grad 1	140–159	90–99
Hypertonie Grad 2	160–179	100–109
Hypertonie Grad 3	mehr als 180	mehr als 110

Tabelle 3.2 gibt die normalen Werte und ihre Abweichungen für die Pulsfrequenz, die Atemfrequenz, die Sauerstoffsättigung, die Körpertemperatur und den Blutzucker wieder.

Tab. 3.2: Normale und abweichende Vitalwerte für Erwachsene

Parameter	Normal	Erhöht	Erniedrigt
Puls (Schläge pro Minute)	60–80	mehr als 100	weniger als 55
Atmung (Züge pro Minute)	12–18	mehr als 20	weniger als 10
Sauerstoffsättigung (%)	91–100		weniger als 86
Körpertemperatur (Grad Celsius)	36,5-37,4	38,1-38,5	
Blutzucker (mg/dl)	80–120	mehr als 160	weniger als 60

Parallel zur Überwachung der Vitalwerte finden in der Regel tägliche physiotherapeutische, ergotherapeutische und logopädische Behandlungen statt. Das Ziel dabei ist es, in Zusammenarbeit mit den Mitarbeitern der Pflege vor allem

- eine Mobilisation in den Sitz, Stand und Gang (mit oder ohne Hilfsmittel),
- einen Einsatz der betroffenen Hand,
- ein gefahrloses Schlucken und
- gegebenenfalls eine Verbesserung der sprachlichen Fähigkeiten

zu erreichen (→ Kap. *Der Schlaganfall*). Parallel zu den Therapien beginnt die Suche nach der Ursache für den Schlaganfall, die sich zur Hauptsache auf den Nachweis von Stenosen, Thrombosen und Aneurysmen konzentriert. Dafür steht eine Reihe von Untersuchungsmethoden zur Verfügung, von denen einige in Tabelle 3.3 aufgeführt sind.

Tab. 3.3: Untersuchungsmethoden zur Bestimmung von Schlaganfallursachen

Methode	Technik
Doppler-Sonografie	Ultraschallwellen werden von einem Schallkopf gesendet und empfangen, um den Blutfluss (dynamisch) darzustellen. Wird vor allem für Untersuchungen der beiden Halsschlagadern eingesetzt.
Angiografie	Es wird ein Kontrastmittel gespritzt, um den Blutfluss mittels MRT oder Röntgen sichtbar zu machen. Eignet sich für die Darstellung großer und kleiner Hirnarterien sowie von Aneurysmen.
Herzkatheter-Untersuchung	Ein Katheter wird über die Leiste bis zum Herz vorgeschoben, um es auf krankhafte Veränderungen hin zu untersuchen. Wird meist in Kombination mit einer Koronarangiografie durchgeführt, um die Herzkranzgefäße mithilfe eines Kontrastmittels sichtbar zu machen.
Elektrokardiogramm (EKG)	Es werden Elektroden auf das Herz mit dem Ziel aufgebracht, die elektrische Aktivität aller Herzmuskelfasern aufzuzeichnen. Aus der Aufzeichnung lassen sich Aussagen über die Gesundheit des Herzens ableiten.
Echokardiografie	Untersuchung des Herzens mittels Ultraschalls (→ Sonografie).
Transösophageale Echokardiografie (TEE)	Patienten schlucken einen Schlauch, an dessen Ende sich eine Ultraschallsonde befindet („Schluckecho"). Aufgrund der engen Nachbarschaft zwischen Speiseröhre und Herz liefert die Sonde eine besonders gute Darstellung bestimmter Teile des Herzens, z. B. des linken Vorhofs.

Abhängig vom Ergebnis der Untersuchungen kann eine neue Medikation angesetzt oder die Dosierung bereits verordneter Medikamente angepasst werden. Typischerweise geht es dabei um

- eine blutdruck- und blutfettsenkende Medikation,
- Tabletten zur Verbesserung des Blutflusses und
- Medikamente für eine regelmäßige Herztätigkeit.

Häufig verbleiben die Medikamente ein Leben lang. Sie sind jedoch nur dann wirksam, wenn sie den ärztlichen Vorgaben folgend regelmäßig eingenommen werden.

Wenn die Untersuchungen eine Stenose oder ein Aneurysma ergeben, dann ist zu klären, ob operiert werden muss. Sollte das der Fall sein, wird ein Termin geplant, der eine eventuelle Verlegung in die Neurochirurgie notwendig macht (→ Kap. *Vorgehen bei einer Blutung*).

Zusammenfassung

Da Schlaganfälle in der Mehrheit durch eine zerebrale Ischämie verursacht werden, geht es in der Akutbehandlung sehr häufig darum, den Blutfluss mithilfe einer Lyse-Therapie oder einer Thrombektomie wiederherzustellen. Für die Lyse-Therapie gibt es ein kritisches Zeitfenster von 4,5 Stunden nach dem Auftreten der ersten Symptome.

Ist ein Schlaganfall auf eine Blutung zurückzuführen, werden operative Maßnahmen mit dem Ziel durchgeführt, die Blutung zu stoppen. Zu den operativen Techniken gehören insbesondere das Clipping und das Coiling.

Im Anschluss an die Akutbehandlung werden die Vitalwerte Blutdruck, Pulsfrequenz, Atemfrequenz und Sauerstoffsättigung für 48 Stunden kontinuierlich überwacht.

Gleichzeitig beginnt die Suche nach der Schlaganfallursache, für die insbesondere Ultraschalluntersuchungen (Sonografie) und bildgebende Techniken (Angiografie) eingesetzt werden.

Risikofaktoren verstehen und vermeiden

In der Regel wird der Schlaganfall als ein Schicksalsschlag erlebt, der eine Person völlig überraschend und unvorbereitet trifft. Häufig ist es jedoch so, dass sich das Schicksal bei näherem Hinsehen ankündigt. Denn vor allem die vier Faktoren Bluthochdruck **(arterielle Hypertonie)**, Herzerkrankungen, erhöhter Blutzucker **(Diabetes mellitus)** und erhöhte Blutfette **(Hypercholesterinämie)** führen mit einer hohen Wahrscheinlichkeit zu einem Schlaganfall, wenn sie nicht behandelt werden.
Weitere Risikofaktoren stellen ein übermäßiges Körpergewicht, Bewegungsmangel, der Konsum von Genussgiften und die Einnahme der „Pille" dar. Je mehr dieser Faktoren zusammenkommen, desto größer wird die Gefahr eines Schlaganfalls.

Bluthochdruck (arterielle Hypertonie)

Ein Blutdruck mit Werten über 140 (systolisch) zu 90 (diastolisch) gilt nach den Kriterien der Weltgesundheitsorganisation (WHO) als erhöht und ist damit behandlungsbedürftig (→ Tab. 3.1). Unglücklicherweise wird die Behandlungsbedürftigkeit in der Regel lange nicht erkannt, da der Bluthochdruck oft nur mit gering ausgeprägten und unspezifischen Symptomen verbunden ist. Dennoch stellt er das Hauptrisiko für das Auftreten eines Schlaganfalls dar. Denn er führt zu Wandverdickungen der Arterien, die im Zeitverlauf in einem Gefäßverschluss **(Stenose)** enden können (→ Kap. *Die Blutunterversorgung [Ischämie]*). Es besteht außerdem die Gefahr, dass sich aufgrund der Hypertonie kleine Aussackungen in den Arterien **(Mikroaneurysmen)** bilden, die bei einem plötzlichen Blutdruckanstieg (z. B. als Folge einer schweren körperlichen Tätigkeit) platzen können.

> **!** **Der Bluthochdruck ist der Hauptrisikofaktor sowohl für die ischämisch als auch für die hämorrhagisch bedingten Schlaganfälle.**

Zwischen der Höhe des Blutdrucks und dem Risiko, einen Schlaganfall zu erleiden, besteht ein linearer Zusammenhang: Während Personen mit Blutdruckwerten von 160 zu 95 ein vier- bis sechsfach höheres Risiko für einen Schlaganfall haben als Personen ohne Bluthochdruck, nimmt die Gefahr mit einem weiteren Anstieg des Drucks immer mehr zu. Umgekehrt kann das Schlaganfallrisiko um ca. 40 % reduziert werden, wenn es gelingt, den systolischen Druck dauerhaft um mindestens den Wert 10 zu senken. Dies trifft nicht nur auf die ältere Generation zu. Zwar leiden ca. 75 % aller über 60-Jährigen in den westlichen Industrieländern unter einer Hypertonie, in der Altersspanne der 25- bis 29-Jährigen sind es jedoch bei den Frauen immerhin auch 10 % und bei den Männern sogar 25 %.

! Der Bluthochdruck tritt zwar gehäuft in der älteren Generation auf, er ist jedoch auch bei Jüngeren zu finden.

Der erhöhte Blutdruck ist nur selten auf einen Organschaden, hingegen sehr viel häufiger auf eine genetische Ursache zurückzuführen. Für die Genetik spricht, dass es in der Familie eines Patienten oft gehäuft Fälle von arterieller Hypertonie gibt (positive Familienanamnese). Zusätzlich zur genetischen Komponente wirkt sich auch ein ungesunder Lebensstil auf den Blutdruck aus. So erhöhen sich die Blutdruckwerte beispielsweise durch

- den Konsum von Genussgiften (Nikotin und Alkohol),
- den übermäßigen Verzehr von Salz,
- ein Übergewicht und
- physischen und psychischen Stress.

Mit der genetischen Disposition wird ein Patient zwar leben müssen, er ist ihr jedoch nicht hilflos ausgeliefert. Zu den Maßnahmen, mit denen ein (angeborener) Bluthochdruck überwacht werden kann, zählen vor allem

- eine regelmäßige Blutdruckkontrolle und
- die konsequente Einnahme blutdrucksenkender Medikamente.

Frage: Wie wird der Blutdruck kontrolliert?

? Zur Kontrolle des Blutdrucks stehen inzwischen (elektrische) Blutdruckmessgeräte zur Verfügung, die einfach zu bedienen sind. Zu bevorzugen sind Geräte, die den Druck am Oberarm (in Herzhöhe) messen. Um korrekte Werte zu erhalten, ist das Gerät der Anleitung folgend zu bedienen. Außerdem ist darauf zu achten, dass die Messung in Ruhe durchgeführt wird. Dazu sollte eine Aktivitätspause von drei bis fünf Minuten eingehalten werden, bevor die Messung stattfindet. Günstig ist es, die Messung zwei Mal am Tag vorzunehmen und sie in die Morgen- und Abendroutine zu integrieren. Um im Falle eines Druckanstiegs oder wechselhafter Werte den behandelnden Arzt informieren zu können, empfiehlt es sich, die Blutdruckwerte täglich zu notieren.

Die Blutdruck-Medikamente sollten mit einer ausreichenden Menge Flüssigkeit eingenommen werden. Generell gilt, dass die empfohlene Flüssigkeitsmenge bei Erwachsenen aus mindestens 1,5 Litern pro Tag besteht. In der heißen Jahreszeit darf es auch gerne mehr sein.

Eine ausreichende Flüssigkeitsmenge ist nicht nur für die Medikamenteneinnahme, sondern auch für die Gehirnfunktionen wichtig. Sofern keine medizinischen Gründe dagegen sprechen, sollte daher vom Morgen bis zum Mittag und vom Mittag bis zum Abend jeweils eine Flasche Mineralwasser getrunken werden.

Die Trinkmenge liegt ebenso wie die Änderung eines ungesunden Lebensstils in der Hand der Betroffenen. Es dürfte kaum jemanden geben, der nicht über die Schädlichkeit von Alkohol, Nikotin, Stress, Übergewicht und zu viel Salz informiert ist und dennoch nicht von seinen Gewohnheiten ablassen kann. Wenn der Schlaganfall jedoch als (drastisches) Signal des Körpers verstanden wird, seine Gewohnheiten zu überdenken, mag es vielleicht dabei helfen, die ungesunden Anteile des Lebensstils zu ändern.

Wenn ein ungesunder Lebensstil nach einem Schlaganfall nicht aufgegeben wird, dann steigt das Risiko für einen erneuten Schlaganfall um das Zehnfache gegenüber einer Person an, die noch keinen Schlaganfall erlitten hat.

Herzerkrankungen

Nach dem Bluthochdruck stellen Erkrankungen des Herzens den zweitgrößten Risikofaktor für Schlaganfälle dar. Unter den Herzerkrankungen ist es insbesondere das **Vorhofflimmern**, das in 15 % der Fälle einen Schlaganfall verursacht.

Frage: Was ist ein Vorhofflimmern?

Das Vorhofflimmern ist eine Herzrhythmusstörung, bei der die beiden Vorhöfe des Herzens nicht mehr in demselben Takt schlagen wie die beiden Haupthöfe. Da das unregelmäßige Schlagen der Vorhöfe wie ein Flimmern aussieht, wird es als Vorhofflimmern bezeichnet. Die Störung wird durch verschiedene Erkrankungen hervorgerufen, zu denen z. B. der Bluthochdruck gehört (→ Kap. *Bluthochdruck [arterielle Hypertonie]*). Sie führt dazu, dass das Blut nicht mehr rhythmisch durch das Herz gepumpt wird. Als Folge staut es sich bevorzugt im linken Vorhof (→ Abb. 4.1, Punkt 1).

Das Vorhofflimmern bewirkt dann einen Schlaganfall, wenn das gestaute Blut im linken Vorhof verklumpt und einen Thrombus bildet (→ Abb. 4.1, Punkt 2). Löst sich der Thrombus, besteht die Gefahr, dass er über die Hauptschlagader **(Aorta)** direkt in die Halsschlagader transportiert wird (→ Abb. 4.1, Punkt 3). Von dort gelangt er in die Hirnarterien und schwimmt so lange im Blutstrom mit, bis er sich in einer Arterie festsetzt und dadurch einen Schlaganfall auslöst (→ Abb. 4.1, Punkt 4 und 5).

Neben dem Vorhofflimmern können auch **Herzklappenfehler** einen Schlaganfall verursachen. So ist das Risiko für einen Schlaganfall bei Personen mit einer Schädigung der Herzklappen drei bis sechs Mal höher als bei Personen, die herzgesund sind.

Frage: Was ist ein Herzklappenfehler?

?

Das Herz besitzt vier Klappenventile, die dafür sorgen, dass das Blut immer nur in eine Richtung fließt. Der Weg geht dabei von den Vorhöfen in die Hauptthöfe und von dort entweder in den Körperkreislauf (linke Herzkammer mit dem sauerstoffreichen Blut) oder in Richtung Lunge (rechte Herzkammer mit dem sauerstoffarmen Blut). Ein Herzklappenfehler liegt vor, wenn eines oder mehrere der Ventile nicht mehr richtig schließen **(Klappeninsuffizienz)** oder verengt sind **(Klappenstenose)**. Während bei einer Insuffizienz Blut in die Höfe zurückfließt, kommt es bei einer Stenose dazu, dass nicht genügend Blut in die Höfe strömt. Von einem Herzklappenfehler sind die Ventile des linken Vor- und Haupthofs häufiger betroffen als die Ventile des rechten.

Vorhofflimmern – eine Ursache für Schlaganfall

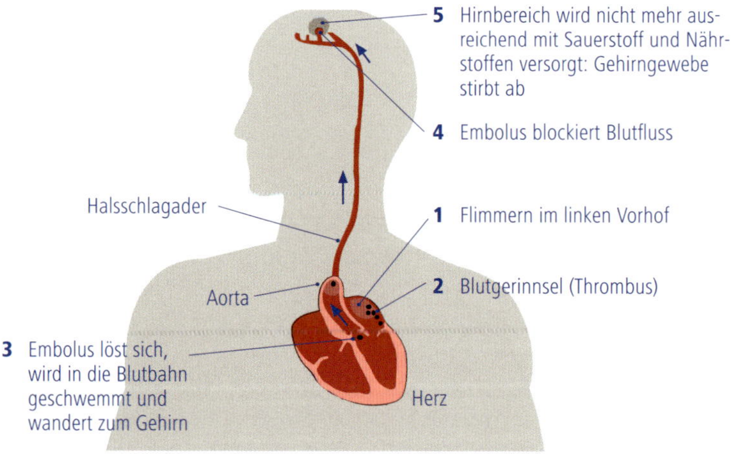

Abb. 4.1: Vorhofflimmern als Ursache für Schlaganfälle

Aufgrund der veränderten Strömungsverhältnisse in den Höfen besteht die Gefahr, dass sich kleine Blutgerinnsel (Thromben) bilden, die mit dem Blutstrom in das Gehirn gelangen und dadurch einen Schlaganfall auslösen (→ Abb. 4.1).

Ein weiteres Risiko für einen Schlaganfall geht von einem **offenen Foramen ovale** aus, bei dem es sich im strengen Sinne um keine Herzerkrankung, sondern um eine Herzentwicklungsstörung handelt. Denn bei einem offenen Foramen ovale wird im Entwicklungsprozess der Durchgang in der Wand zwischen dem linken und rechten Vorhof (das **Foramen**) bis zur Geburt nicht verschlossen und besteht fort. Über den Durchgang können daher Thromben, die z. B. als Folge einer **Beinvenenthrombose** auftreten, mit dem Blutstrom in den rechten Vorhof gelangen und von dort direkt in den linken übergehen. Ist das der Fall, besteht eine hohe Wahrscheinlichkeit, dass der Thrombus über die Aorta und die Halsschlagader in das Gehirn transportiert wird (→ Abb. 4.1). Setzt sich der Thrombus dann in einer der Hirnarterien fest, entsteht eine Hirnischämie.

Ebenso wie der hohe Blutdruck können auch die verschiedenen Herzerkrankungen für längere Zeit unbemerkt bleiben, weil sie nur geringe und unspezifische Symptome verursachen. Vorbeugend ist es daher ratsam, den kostenlosen Gesundheits-Check-up ab dem 35. Lebensjahr selbst dann in Anspruch zu nehmen, wenn keine (Herz-)Beschwerden vorliegen. Sollte sich jedoch bereits ein Herzinfarkt ereignet haben, sind regelmäßige Kontrollen beim Facharzt für Kardiologie unerlässlich.

! **Da sich ca. 25 % aller Schlaganfälle auf der Basis einer Herzerkrankung ereignen, stellt ein gesundes Herz einen guten Schutz vor einem Schlaganfall dar. Zur Herzgesundheit trägt ein Lebensstil mit Bewegung, Verzicht auf Genussgifte und ausgewogener Ernährung bei. Der Gesundheits-Check-up sollte regelmäßig in Anspruch genommen werden, um schon frühzeitig eine eventuelle Herzerkrankung zu erkennen und zu behandeln.**

Aufgrund des engen Zusammenhangs zwischen dem Schlaganfall einerseits und der Herzerkrankung andererseits wundert es nicht, dass Schlaganfälle häufig von Neurologen und Kardiologen gemeinsam behandelt werden. Aus demselben Grund ist es in kleinen Krankenhäusern ohne eigene Neurologie auch oft der Fall, dass Patienten mit einem Schlaganfall in der Kardiologie versorgt werden (→ Kap. *Der Schlaganfall*).

Zuckerkrankheit (Diabetes mellitus)

Der Diabetes mellitus ist darauf zurückzuführen, dass das Hormon Insulin von der Bauchspeicheldrüse nicht ausreichend oder gar nicht mehr produziert wird. Besteht ein Insulinmangel, können die Körperzellen entweder nur eine verminderte Menge oder keinen Zucker mehr als Nahrung aufnehmen. In der Konsequenz steigt der Zuckergehalt im Blut (stark) an. Liegen die Blutzuckerwerte bei mehr als 300 mg/dl nach einer Mahlzeit, besteht mit hoher Wahrscheinlichkeit ein Diabetes (→ Tab. 3.2).

Hohe Blutzuckerwerte führen im Zeitverlauf dazu, dass sich das Blutfett **Cholesterin** (→ Kap. *Erhöhte Blutfette [Hypercholisterinämie]*) an den Innenwänden der Arterien absetzt. Es entsteht eine Ablagerung **(Plaque)**, die in einem vollständigen Gefäßverschluss **(Stenose)** enden kann (→ Kap. *Die Blutunterversorgung [Ischämie]* und Abb. 2.1). Damit erhöht der Diabetes das Schlaganfallrisiko um das Zwei- bis Dreifache. Da der Diabetes jedoch selten allein, sondern sehr viel häufiger in Kombination mit anderen Risikofaktoren auftritt, ist die Wahrscheinlichkeit für einen Schlaganfall bei Bestehen eines Diabetes um ein Mehrfaches höher.

! **Hohe Blutzuckerwerte führen im Anfangsstadium nicht zu Beschwerden. Um dennoch einen eventuellen Diabetes (rechtzeitig) zu entdecken, sollte der Gesundheits-Check-up regelmäßig genutzt werden. Dies insbesondere dann, wenn Fälle von Diabetes in einer Familie bekannt sind.**

Mit dem Diabetes wird ein Betroffener ebenso leben müssen wie mit dem Bluthochdruck. Es gibt jedoch mehrere Möglichkeiten, mit dem Diabetes umzugehen. Zu ihnen gehören

- eine Ernährung, die zuckerhaltige Speisen und Getränke reduziert,
- die Reduktion eines eventuellen Übergewichts,
- die konsequente Einnahme von verordneten Medikamenten und
- eine regelmäßige Kontrolle der Blutzuckerwerte nach einer Mahlzeit mithilfe von Blutzuckermessgeräten.

Erhöhte Blutfette (Hypercholisterinämie)

Es gibt vor allem zwei Fette, die vom Blut transportiert werden: zum einen das Cholesterin und zum anderen die **Triglyceride**. Das Cholesterin hat eine lebenswichtige Funktion, da es u.a. an der Bildung von Hormonen beteiligt ist. Es kann sich jedoch als Fett nicht mit dem Blut vermischen und ist daher auf die Unterstützung von Trägerstoffen angewiesen, um im Körper zirkulieren zu können. Bei den Trägerstoffen handelt es sich um die beiden Transporteiweiße

- LDL (Fetteiweiß mit geringer Dichte [low density lipoprotein]) und
- HDL (Fetteiweiß mit hoher Dichte [high density lipoprotein]).

Während das LDL die Aufgabe hat, das Cholesterin zu den Körperzellen zu bringen, sammelt das HDL überschüssiges Cholesterin und transportiert es zur Leber, die es weiterverarbeitet. Damit geht das Risiko für einen Schlaganfall in erster Linie von dem LDL aus, da es dazu neigt, das Cholesterin nicht nur zu den Körperzellen zu bringen, sondern es auch an den Aderinnenwänden abzulagern. Dadurch sorgt es für eine Verengung des Blutflusses (→ Abb. 2.1). Das LDL wird daher vereinfachend als das „schlechte" und das HDL als das „gute" Cholesterin bezeichnet. Eine Erhöhung der Triglyceride kann ebenfalls zu Veränderungen der Aderwände führen, wobei dies im Vergleich zum Cholesterin weniger gefäßschädigend wirkt.

Die Fettstoffwechselstörung tritt bei ca. 20 % der Bevölkerung nicht isoliert, sondern im Rahmen eines stoffwechselbedingten **(metabolischen) Syndroms** auf. Man spricht von einem metabolischen Syndrom, wenn

- ein Bluthochdruck,
- ein Diabetes,
- eine Fettstoffwechselstörung und
- ein erhebliches Übergewicht

gleichzeitig vorliegen. Da diese Störungen meist auf eine Überernährung und einen Bewegungsmangel zurückzuführen sind, werden sie auch als „Wohlstandserkrankungen" bezeichnet. Trotz der relativ harmlosen Bezeichnung stellt das metabolische Syndrom eine erhebliche Gefährdung dar, weil es sich auf das Herz- und Kreislaufsystem auswirkt und mit einer erhöhten Sterblichkeitsrate verbunden ist.

Die erhöhten Blutfette können normalisiert werden, wenn der Anteil tierischer Fette in der Nahrung reduziert wird. Körperliche Bewegung und der Verzicht auf Alkohol tragen ebenfalls dazu bei, den Blutfettspiegel in einem normalen Rahmen zu halten. Schließlich besteht noch die Möglichkeit, Medikamente zur Reduktion der Blutfette einzusetzen.

Ovulationshemmer („Pille")

Die Einnahme der „Pille" zur Empfängnisverhütung allein stellt kein Risikofaktor für einen Schlaganfall dar. Sie erhöht die Gefährdung jedoch dann, wenn gleichzeitig geraucht wird oder ein Bluthochdruck vorliegt. Es gilt daher der Rat, auf das Rauchen zu verzichten bzw. den Blutdruck zu reduzieren (→ Kap. *Bluthochdruck [arterielle Hypertonie]*). Sollte das nicht gelingen, ist eine alternative Art der Empfängnisverhütung zu empfehlen.

Bewegungsmangel und Übergewicht (Adipositas)

Der Bewegungsmangel und das damit häufig verbundene Übergewicht stellen für sich genommen ebenfalls keine ausgeprägten Risikofaktoren für einen Schlaganfall dar. Sie spielen in der Schlaganfallprophylaxe dennoch eine Rolle, da sich die Folgen eines Übergewichts, wie z. B. ein Diabetes (→ Kap. *Zuckerkrankheit [Diabetes mellitus]*) oder erhöhte Blutfette (→ Kap. *Erhöhte Blutfette [Hypercholisterinämie]*), auf die Wahrscheinlichkeit auswirken, einen Schlaganfall zu erleiden. Das Übergewicht ist außerdem einer der Faktoren, die zum metabolischen Syndrom gehören (→ Kap. *Erhöhte Blutfette [Hypercholisterinämie]*).

Rauchen, Alkohol, Rauschgift

Es gibt wohl niemanden, der nicht weiß, dass Rauchen (Lungen-)Krebs und einen Herzinfarkt verursachen kann. Der Nikotinkonsum führt außerdem zu einer Erhöhung des Blutdrucks, der als Hauptrisiko für Schlaganfälle gilt (→ Kap. *Bluthochdruck [arterielle Hypertonie]*). Zugleich lagern sich die Inhaltsstoffe des Rauchs in den Adern ab. Dadurch sorgen sie dafür, dass es zu Verengungen insbesondere in den kleinen Arterien kommt. Das Risiko für einen Schlaganfall steigt entsprechend an. Es wird umso größer, je mehr Zigaretten pro Tag geraucht werden.

Wenn es jedoch gelingt, mit dem Rauchen aufzuhören, nimmt das Schlagan fallrisiko sukzessive ab. So kann nach ca. fünf Jahren Nikotinabstinenz davon ausgegangen werden, dass sich das Risiko eines ehemaligen Rauchers von dem eines Nichtrauchers nicht mehr unterscheidet.

Über die gesundheitsschädigenden Folgen eines übermäßigen Alkoholkonsums ist vermutlich ebenso viel bekannt wie über die negativen Folgen des Nikotins. So führt jeder Vollrausch zu einem Verlust einer enormen Anzahl von Hirnzellen. Aber auch geringere Mengen regelmäßig genossenen Alkohols verdoppeln das Schlaganfallrisiko. Da die kritische Grenze der Alkoholmenge, die sich schädigend auswirkt, von der individuellen Konstitution und von den jeweiligen Trinkgewohnheiten abhängt, lässt sie sich nur annähernd bestimmen. Sie liegt bei Männern bei maximal einem halben Liter Bier oder einem Viertelliter Wein pro Tag. Für Frauen gilt die Hälfte der Menge. Diese Obergrenze gilt jedoch nicht, wenn ein Bluthochdruck, erhöhte Blutfette oder ein Diabetes bestehen. Sie gilt ebenfalls nicht, wenn regelmäßig Medikamente eingenommen werden.

! Wer hinsichtlich des Alkohols kein Risiko eingehen möchte, lebt abstinent.

Der Konsum von Drogen führt neben der Gefahr einer körperlichen Abhängigkeit zu Gesundheitsstörungen, zu denen auch der Schlaganfall zählt. Trotz der kontrovers geführten Diskussion über das Gefährdungspotenzial von Aufputschmitteln, synthetischen Drogen und anderen Drogen ist derjenige auf der sicheren Seite, der keine Drogen einnimmt.

Zusammenfassung

Die Risikofaktoren für einen Schlaganfall lassen sich in zwei Gruppen unterteilen.

Die erste Gruppe besteht aus denjenigen Faktoren, die sich nur medizinisch behandeln lassen. Zu ihnen gehören der Bluthochdruck, Herzerkrankungen, der Diabetes und erhöhte Blutfette. Um eventuell vorliegende medizinische Risiken zu erkennen, sollten die kostenfreien Gesundheits-Check-ups regelmäßig wahrgenommen werden.

Die zweite Gruppe umfasst die Faktoren, die sich aus einem ungesunden Lebensstil ergeben. Zu ihnen zählen der Konsum von Genussgiften, der Bewegungsmangel, ein Übergewicht und der Drogenkonsum. Auch die Einnahme der „Pille" stellt dann ein Risiko dar, wenn gleichzeitig geraucht wird oder ein Bluthochdruck vorliegt. Die Lebensstilfaktoren lassen sich nur durch eine Änderung von Gewohnheiten beeinflussen. Dies stellt in der Regel eine Herausforderung dar, die sich vielleicht mithilfe des Gedankens meistern lässt, alles dafür zu tun, keinen neuen Schlaganfall zu erleiden.

Schlaganfall-Rehabilitation

Die Rehabilitation hat die Aufgabe, die Schlaganfallfolgen zu beseitigen bzw. zu reduzieren. Die dafür notwendigen Therapien können stationär, teilstationär oder ambulant durchgeführt werden. Inzwischen liegen viele Belege dafür vor, dass mit den Therapien selbst dann Fortschritte zu erreichen sind, wenn die Schlaganfallfolgen schon seit Jahren bestehen. Daher gibt es gute Gründe, Therapien unabhängig vom Alter eines Patienten und von der Schwere und Dauer der Beeinträchtigungen durchzuführen. Die Therapien sind jedoch nur dann wirksam, wenn einige Prinzipien beachtet werden. Zu ihnen zählt vor allem die Therapiehäufigkeit oder die **Therapiefrequenz**.

Stationäre und teilstationäre Rehabilitation

An der Rehabilitation der Schlaganfallfolgen sind viele Berufe beteiligt. Die Bandbreite reicht dabei vom Arzt über die Pflege bis hin zu den Therapeuten (u. a. Physiotherapie, Ergotherapie, Logopädie, Neuropsychologie, Sozialberatung und Orthoptik; → Tab. 1.2 bis 1.5). All diese Berufe stehen unter dem Dach einer Rehabilitationsklinik oder einer teilstationären Einrichtung zur Verfügung. Während die Patienten in den Kliniken für mehrere Wochen stationär untergebracht sind (→ Kap. *Schlaganfall-Versorgungskette*), erfolgt ihre Versorgung in teilstationären Einrichtungen an den Werktagen (Montag bis Freitag) von morgens bis nachmittags. Damit können die teilstationären Patienten die Abende und Wochenenden zu Hause verbringen.

Bei der Aufnahme in der stationären oder teilstationären Rehabilitation werden zunächst die Beeinträchtigungen, aber auch die gesundheitlichen Ressourcen eines Patienten erhoben. Daran schließt sich die Definition der Therapieziele an, die idealerweise als gemeinsame Absprache der Therapeuten mit dem Patienten und seiner Familie erfolgt. Abgestimmt auf die Ziele werden dann die Therapiemaßnahmen festgelegt, die in der Regel aus Einzel- und Gruppenanwendungen bestehen. Die Therapien werden häufig durch computerbasierte Anwendungen und Geräte unterstützt. Beispiele dafür sind in den Abbildungen 5.1 bis 5.4 zu sehen.

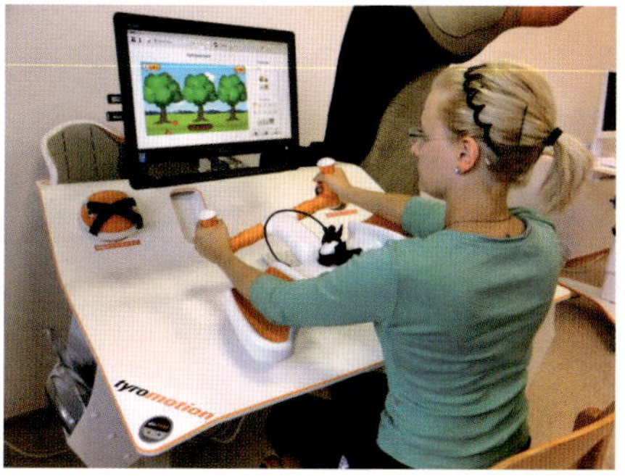

Abb. 5.1: Computergestütztes Auge-Hand-Training

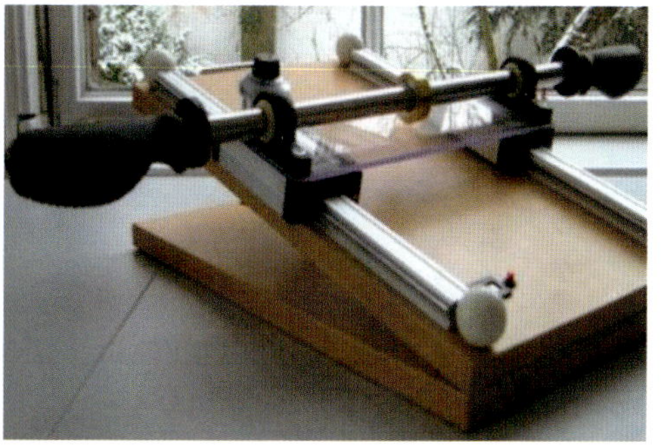

Abb. 5.2: Arm-Handtrainingsgerät

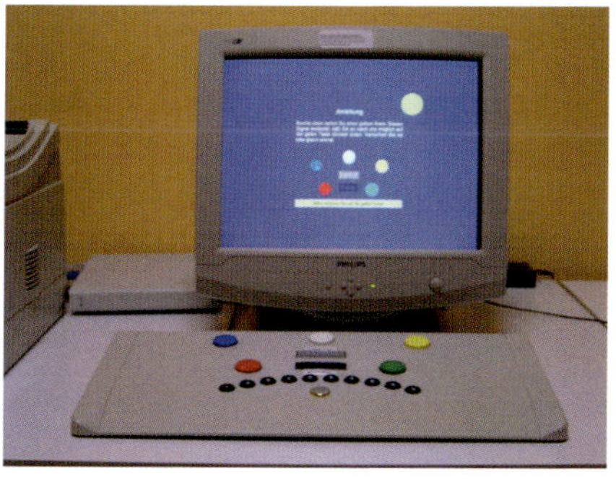

Abb. 5.3: Computergestütztes Training der Reaktionsfähigkeit

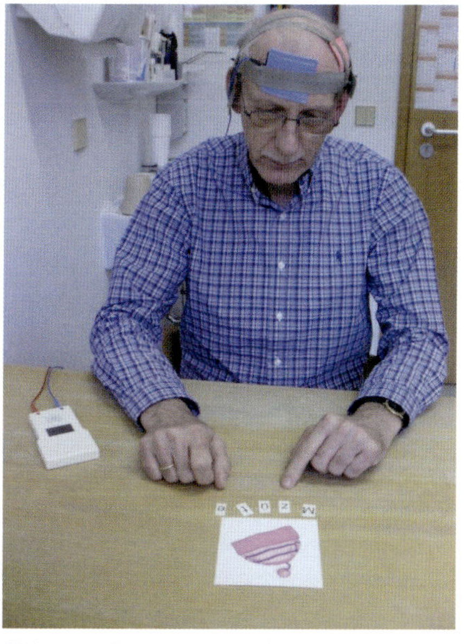

Abb. 5.4: Transkranielle Gleichstromstimulation in der Sprachtherapie

Inzwischen gibt es eine Reihe von Nachweisen dafür, dass mit den Therapien Verbesserungen erreicht werden, die über die Selbstheilungskräfte der Natur weit hinausgehen. Die Therapien sind jedoch nur dann wirksam, wenn sie **hochfrequent** durchgeführt werden. Dies bedeutet für die stationäre Rehabilitation eine Mindestbehandlungsdauer von 45–60 Minuten pro Therapiemaßnahme für fünf Tage in der Woche.

! **Die Wirksamkeit ergotherapeutischer, physiotherapeutischer, logopädischer und neuropsychologischer Behandlungen hängt von der Therapiefrequenz ab. Eine bestimmte Therapie sollte in der stationären Rehabilitation mindestens 45–60 Minuten dauern und an fünf Tagen in der Woche durchgeführt werden. Für die Frequenz spielt es keine Rolle, ob sie durch eine Einzel- oder Gruppentherapie bzw. durch eine Kombination beider Therapiemöglichkeiten erreicht wird.**

! **Die Therapiefrequenz lässt sich durch Eigenübungsaufgaben steigern. Es empfiehlt sich daher, die Therapeuten um Einweisungen in geeignete Aufgaben zu bitten und diese dann konsequent durchzuführen.**

Die Therapiewirksamkeit wird zwar wesentlich, jedoch nicht allein durch die Frequenz bestimmt. Vielmehr gibt es weitere Prinzipien, die zur Wirksamkeit beitragen. Zu ihnen gehören

- ein frühzeitiger Therapiestart: Die größten Fortschritte werden innerhalb der ersten zwölf Monate nach Schlaganfallereignis erzielt (→ Kap. *Der Schlaganfall*);
- eine hohe Wiederholungsrate: Therapieinhalte sollten so lange wiederholt (repetiert) werden, bis ein im Voraus definiertes Ziel erreicht wird. Ein ständiger Wechsel zwischen therapeutischen Inhalten ist damit zu vermeiden;
- eine sukzessive Steigerung der Anforderungen an einen Patienten: Der Schweregrad einer therapeutischen Übung sollte im Therapieverlauf kontinuierlich gesteigert werden.

Die Anwendung der Therapieprinzipien hängt von der individuellen Konstitution eines Patienten ab. So macht es keinen Sinn, einen noch schwer beeinträchtigten Patienten mit einer hohen Therapiefrequenz zu überfordern oder einen nur leicht beeinträchtigten Patienten mit einer zu geringen Frequenz zu unterfordern. Im Falle ausgeprägter Störungen steht zunächst die Konzentration auf einige wenige

Therapien im Vordergrund, die dann hochfrequent erfolgen sollten. Dabei wird es häufig um eine Verbesserung der Mobilität gehen, um ein sicheres Stehen und Gehen zu erreichen.

Hochfrequente Therapien lassen sich am leichtesten in stationären Einrichtungen umsetzen, da sie ihre Behandlungen unabhängig von Rezeptvorgaben organisieren können. Hinzu kommt, dass die Therapien untereinander abgestimmt und dadurch miteinander verzahnt werden können. Schließlich sind die verschiedenen therapeutischen Abteilungen in den Rehabilitationskliniken schnell und einfach zu erreichen. Diesen Vorteilen stehen allerdings die Nachteile gegenüber, dass die Kliniken

- niemals so schön sein können wie das Zuhause eines Patienten,
- künstliche Welten darstellen, die dem Alltagsleben eines Patienten zwar näherungsweise, jedoch nicht komplett entsprechen,
- vom Heimatort eines Patienten (weit) entfernt sein können und die Angehörigen für einen Besuch daher (lange) Wege auf sich nehmen müssen.

Trotz dieser Nachteile gibt es keine Alternative zur stationären Rehabilitation, wenn das Zuhause eines Patienten auf seine Beeinträchtigungen (noch) nicht abgestimmt ist. So ist eine Rückkehr aus dem Akutkrankenhaus in eine Wohnung im zweiten Stock nicht möglich, wenn keine Treppen bewältigt werden können. Liegen jedoch keine derartigen Hinderungsgründe vor, kann zwischen einer stationären und ambulanten Rehabilitation gewählt werden.

Ambulante Rehabilitation

Die ambulante Rehabilitation wird vom Haus- oder Facharzt eingeleitet und überwacht (→ Kap. *Schlaganfall-Versorgungskette*). Er stellt die Rezepte aus, die die Patienten für eine physiotherapeutische, ergotherapeutische, neuropsychologische oder logopädische Behandlung benötigen. Mittlerweile gibt es auch in ländlichen Regionen mit Ausnahme der Neuropsychologie ausreichend viele therapeutische Praxen, die eine adäquate Versorgung der Patienten mit einem Schlaganfall nach dem Akutaufenthalt sicherstellen.

Frage: Wie finde ich eine geeignete therapeutische Praxis?

? Bei der Suche nach einer ambulanten Praxis ist in erster Linie der Haus- oder Facharzt der richtige Ansprechpartner. Denn er kennt in der Regel die verschiedenen Praxen am Ort und weiß, welche von ihnen auf die Therapie von Schlaganfallfolgen spezialisiert sind. Es können jedoch auch die Therapeuten im Akutkrankenhaus sowie Verwandte und Bekannte nach Empfehlungen gefragt werden. Außerdem ist es möglich, Praxen im Internet zu recherchieren. Dazu sind in der Tabelle 5.1 einige Internetadressen aufgelistet, mit denen (kostenlos) nach Praxen am Heimatort gesucht werden kann.

Die ambulanten Praxen bieten für schwer betroffene Patienten häufig Hausbesuche an, die jedoch vom Arzt verordnet werden müssen. Wenn abzusehen ist, dass eine motorische oder kognitive Beeinträchtigung für längere Zeit bestehen bleibt, empfiehlt es sich, dass der behandelnde Arzt beim zuständigen Kostenträger eine **Langzeitverordnung** beantragt. Denn damit kann er langfristig Therapien rezeptieren, ohne die Sorge zu haben, wegen einer Budgetüberschreitung zum Regress herangezogen zu werden.

Der Gedanke einer **hochfrequenten Behandlung** (→ Kap. *Stationäre und teilstationäre Rehabilitation*) gilt für die ambulante Versorgung ebenso wie für die stationäre. Dabei wird das Konzept einer **Intervalltherapie** favorisiert.

Frage: Was ist eine Intervalltherapie?

? Bei einer Intervalltherapie wechseln sich Therapiezeiträume mit einer hohen Frequenz und therapiefreie Zeiten regelmäßig ab. Konkret sollte die 45- bis 60-minütige Therapie an fünf Tagen pro Woche für einen Zeitraum von ca. sechs Wochen erfolgen. Im Anschluss daran wird eine (therapiefreie) Pause von drei Monaten eingelegt. Unter der Bedingung, dass die Therapie tatsächlich hochfrequent ist, muss nicht gefürchtet werden, dass erreichte Fortschritte in der Pause wieder verloren gehen. Der Wechsel zwischen den hochfrequenten Therapien und den therapiefreien Zeiten sollte so lange stattfinden, wie sich Therapiefortschritte zeigen.

Tab. 5.1: Internetadressen zur Suche ambulanter Praxen (Stand: 25.02.2018)

Bereich	Name	Akronym	Internetadresse
Physiotherapie	Bundesverband selbstständiger Physiotherapeuten e.V.	IFK	https://www.ifk.de
Physiotherapie	Deutscher Verband für Physiotherapie e.V.	ZVK	https://www.physio-deutschland.de
Physikalische Therapie	Verband Physikalische Therapie e.V.	VPT	https://www.vpt.de
Ergotherapie	Deutscher Verband der Ergotherapeuten e.V.	DVE	https://dve.info/
Ergotherapie	Bundesverband für Ergotherapeuten in Deutschland e.V.	BED	http://www.bed-ev.de
Logopädie	Deutscher Bundesverband für Logopädie e.V.	dbl	https://www.dbl-ev.de
Sprachtherapie	Deutscher Bundesverband für akademische Sprachtherapie und Logopädie e.V.	dbs	http://www.dbs-ev.de
Neuropsychologie	Gesellschaft für Neuropsychologie	GNP	https://www.gnp.de
Sehstörungen	Berufsverband Orthoptik Deutschland e.V.	BOD	https://www.orthoptik.de

Empfehlungen für die Behandlung des Schlaganfalls finden sich in **medizinischen Leitlinien** wieder, die aus dem zurzeit besten medizinischen Wissen zur Therapie einer bestimmten Erkrankung bestehen. Die Leitlinien können kostenlos im alphabetisch geordneten Register der Arbeitsgemeinschaft der Wissenschaftlichen Medizinischen Fachgesellschaften (http://www.awmf.org) eingesehen werden. Zurzeit gibt es zwei Schlaganfall-Leitlinien, die in Tabelle 5.2 aufgeführt sind. Da sie sich an Fachpersonen wenden, sind sie für medizinische Laien allerdings nicht einfach zu verstehen.

Tab. 5.2: Medizinische Leitlinien Schlaganfall (Stand: 25.02.2018)

Entwickelt von	Stand	Gültig bis
Deutsche Schlaganfall-Gesellschaft	31.01.2015	31.01.2020
Deutsche Gesellschaft für Allgemeinmedizin und Familienmedizin	31.10.2012	31.07.2016*

*Leitlinie wird zurzeit aktualisiert. Fertigstellung bis Ende 2018/Anfang 2019 geplant.

Die Informationen der Leitlinien werden durch die Vorgaben des Reha-Therapiestandards „Schlaganfall" ergänzt, der von der Deutschen Rentenversicherung Bund in Berlin entwickelt worden ist (→ https://www.deutsche-rentenversicherung.de). Der Therapiestandard ist über den Pfad „Infos für Experten" > „Reha-Therapiestandards" > „RTS zum Downloaden" > „Schlaganfall Phase D" zu finden (Stand: 25.02.2018). Er enthält zwei wichtige Informationen:

- Zum einen die Mindestanzahl von Therapien zur Behandlung einer bestimmten Störung und
- zum anderen die Anzahl derjenigen Patienten, die mit der Mindestanzahl zu behandeln sind.

Bei einem Blick auf die Mindestanzahl von Therapien wird schnell klar, dass in dem Reha-Standard ebenfalls eine hohe Therapiefrequenz vorgegeben wird. Die Vorgabe gilt allerdings nur für diejenigen Patienten, die stationär zulasten der Deutschen Rentenversicherung behandelt werden (→ Kap. *Schlaganfall-Versorgungskette*).

Unabhängig davon, ob ambulant oder stationär behandelt wird, sind mit der Therapie häufig Fragen verbunden, auf die im nächsten Kapitel eingegangen wird.

Häufig gestellte Fragen

Die Therapie der Schlaganfallfolgen stellt für die Betroffenen und ihre Angehörigen meist ein Wechselbad der Gefühle dar, da sie zwischen Hoffnungen und Zweifeln hin- und hergerissen werden. Außerdem treten im Therapieverlauf oft Fragen auf. Die am häufigsten gestellten Fragen werden im Folgenden vorgestellt.

1. Wie hoch ist die Wahrscheinlichkeit, dass es zu einem erneuten Schlaganfall kommt?

Allein die Tatsache, dass sich bereits ein Schlaganfall ereignet hat, erhöht die Wahrscheinlichkeit für einen weiteren Schlaganfall um das Zehnfache gegenüber einer Person, die noch keinen Schlaganfall erlitten hat (→ Kap. *Bluthochdruck [arterielle Hypertonie]*). Das Risiko steigt weiter an, wenn die Hauptverursacher des Schlaganfalls nicht regelmäßig kontrolliert werden. Die **fünf goldenen Regeln** zur Verhinderung eines neuen Schlaganfalls lauten daher:

1. Den Blutdruck regelmäßig am Morgen und am Abend kontrollieren.
2. Bei Herzerkrankungen kardiologische Unterstützung in Anspruch nehmen.
3. Ausreichend trinken und jeden Tag – sofern möglich – einen strammen Spaziergang von mindestens 30 Minuten unternehmen.
4. Die Medikamente gewissenhaft einnehmen.
5. Auf Zigaretten, Alkohol und fettreiches Essen verzichten.

Mit den fünf goldenen Regeln setzt eine Person alles um, was in ihrer Macht steht, um das Schlaganfallrisiko zu reduzieren.

2. In welchem Ausmaß können die Beeinträchtigungen wiederhergestellt werden?

Der Wiedergewinn motorischer oder kognitiver Funktionen hängt von der Größe der Hirnläsion und von der Intensität der Therapien ab. Die neurologische Rehabilitation ist ein Prozess, der (viel) Zeit in Anspruch nimmt. Am Ende der Therapien erreichen ca. 80 % der Patienten Verbesserungen. Dabei ist es typischerweise so, dass sich die Beinfunktion eher bessert als die Handfunktion. Die Sprache, das Schlucken, das Denken und das Sehen verbessern sich ebenfalls, im Vergleich zur motorischen Rehabilitation allerdings weniger schnell.

3. Muss alles wieder neu gelernt werden?

Der Schlaganfall führt nur bei ausgedehnten Läsionen zu einem Verlust motorischer oder kognitiver Fähigkeiten. Sehr viel häufiger ist es daher der Fall, dass auf die Fähigkeiten nicht mehr ausreichend sicher und schnell zugegriffen werden kann. Damit geht es in der Therapie weniger um ein Neulernen als um eine Reaktivierung „verschütteten" Wissens.

4. **Was kann ich tun, um als Angehöriger die Therapie zu unterstützen?**
Die Angehörigen haben die Gelegenheit, an Therapien teilzunehmen und zu sehen, welche Übungen mit welchen Zielen durchgeführt werden. Dabei können sie auch praktische Anleitungen erhalten, um diejenigen Hilfen zu geben, die ein Betroffener benötigt.

5. **Von wem erhalte ich seriöse Informationen?**
Bei Fragen zur Therapie des Schlaganfalls sind in erster Linie die Ärzte, Pflegemitarbeiter und Therapeuten die kompetenten Ansprechpartner. Seriöse Informationen können jedoch auch im Internet unter den Adressen
   1. der Deutschen Schlaganfall-Hilfe (https://www.schlaganfall-hilfe.de),
   2. der Stiftung Schlaganfall (http://stiftung-schlaganfall.de),
   3. des Kompetenznetzes Schlaganfall (http://www.kompetenznetz-schlaganfall.de) und
   4. der Deutschen Schlaganfall-Gesellschaft (http://www.dsg-info.de)

   recherchiert werden (Stand: 26.02.18). Insbesondere die Deutsche Schlaganfall-Hilfe stellt laienverständliche Broschüren zur Verfügung.

6. **Darf ich nach einem Schlaganfall Auto fahren?**
Das Fahren eines PKWs ist ausgeschlossen, wenn Störungen des Sehens, der Motorik oder der Kognition so ausgeprägt sind, dass ein PKW nicht ausreichend sicher bedient werden kann. Bei weniger ausgeprägten Störungen sollte für drei Monate nach Beginn des Schlaganfalls kein Auto gefahren werden. Wenn Unsicherheiten hinsichtlich der Fahrtauglichkeit bestehen, kann ein Arzt mit verkehrsmedizinischer Qualifikation um eine Beurteilung gebeten werden. Bei der Beurteilung wird sich der Arzt in der Regel auf die Ergebnisse des computerbasierten Trainings (→ Abb. 5.3) und einer praktischen Fahrprobe stützen. Die praktische Fahrprobe dauert ca. 90 Minuten und führt über Stadt, Land und Autobahn. Während der Fahrt wird der Fahrlehrer das Fahrverhalten nach den TÜV-Kriterien bewerten und seine Einschätzung dem Arzt zur Verfügung stellen.

7. **Führen Schlaganfälle zu einer Minderung der Intelligenz?**
Es ist zwar richtig, dass ein Schlaganfall kognitive Störungen verursachen kann (→ Tab. 1.4), dies ist jedoch nicht mit einer Intelligenzminderung gleichzusetzen. Die Patienten können damit folgerichtig denken und auf ihr Wissen und ihre Lebenserfahrungen zurückgreifen, wenn Aufgaben zu bewältigen sind.

8. **Stimmt es, dass nicht-geschädigte Teile des Gehirns Funktionen der geschädigten übernehmen können?**
   Die Selbstheilungskräfte der Natur (Spontanremission) werden durch die Therapien unterstützt, indem tatsächlich Funktionen eines geschädigten Hirnareals auf ein nicht-geschädigtes Areal übertragen werden. Weitere Wiederherstellungsprozesse der Natur bestehen aus einem Abbau von ödematösem Gewebe rund um die jeweilige Läsion und aus einer Wiederdurchblutung inkomplett geschädigter Hirnareale.

Bei weiteren Fragen sollte nicht gezögert werden, mit den Behandlern Kontakt aufzunehmen. Sie haben in der Regel immer ein offenes Ohr für die Anliegen der Patienten und ihrer Angehörigen.

Zusammenfassung

Sowohl in der stationären als auch in der ambulanten Rehabilitation wird die Durchführung hochfrequenter Therapien favorisiert. Behandlungen sind hochfrequent, wenn sie mit einer Dauer von 45–60 Minuten an fünf Tagen in der Woche durchgeführt werden. Während die hohe Frequenz in den stationären Rehabilitationskliniken kontinuierlich angeboten werden sollte, wird für die Ambulanzen eine Intervalltherapie vorgeschlagen. Dabei folgen im Wechsel hochfrequente Therapiezeiträume mit therapiefreien Zeiten. Bei Fragen rund um die neurologische Rehabilitation stehen die Fachkräfte zur Verfügung.

Verzeichnis medizinischer Fachbegriffe

Aneurysma	Gefäßaussackung
Angiografie	radiologische Darstellung von Blutgefäßen
Aorta	Hauptschlagader
Aorta carotis interna	innere Halsschlagader
Aorta vertebralis	Wirbelsäulenarterie
Apoplex	Schlaganfall
Arteria cerebri anterior	vordere Hirnarterie
Arteria cerebri media	mittlere Hirnarterie
Arteria cerebri posterior	hintere Hirnarterie
arterielle Hypertonie	Bluthochdruck
Arteriosklerose	Erkrankung der arteriellen Blutgefäße
Cholesterin	Blutfett
Clipping	Abbinden einer Gefäßaussackung mit einem Metallclip
Coil	Platindraht, der in eine Gefäßaussackung (operativ) eingebracht wird
Coiling	operative Technik zur Platzierung von Platindrähten in eine Gefäßaussackung
Computertomografie (CT)	Computerbasiertes bildgebendes Verfahren
Diabetes mellitus	Zuckerkrankheit
diastolischer Druck	gibt den Blutdruck in der Entspannungsphase des Herzens an (unterer Wert)
Dissektion	Einriss in die Wand einer Arterie
Embolie	vollständiger Verschluss eines Blutgefäßes durch im Blut mitgeschwemmtes Material
Embolus	im Blut mitschwimmendes Material
Enzephalitis	Hirnentzündung
Ergotherapie	Arm- und Handtherapie in der Neurologie
Hämorrhagie	Blutung
Herzklappeninsuffizienz	mangelhafter Schluss der Herzklappenventile

Herzklappenstenose	Verengung der Herzklappenventile
HDL	Fetteiweiß mit hoher Dichte („gutes Cholsterin")
Hypercholesterinämie	krankhafte Erhöhung der Blutfette
hyperdense Struktur	Gewebe mit erhöhter Dichte
hypodense Struktur	Gewebe mit verminderter Dichte
Inkontinenz	mangelnde Kontrolle von Urin oder Stuhl
intrazerebrale Blutung	Einblutung in das Gehirn
Ischämie	Mangeldurchblutung
Kernspinntomografie	bildgebendes Verfahren mithilfe eines starken Magnetfelds und Radiowellen
Koagulation	Blutgerinnung
Kognition	das Denken betreffend
Kortex	Großhirnrinde
lakunärer Infarkt	kleinflächiger Hirninfarkt
LDL	Fetteiweiß mit geringer Dichte („schlechtes Cholsterin")
Logopädie	Sprach-, Sprech-, Stimm- und Schlucktherapie
Lyse-Therapie	medikamentöse Therapie zur Auflösung von Blutgerinnseln
Magnetresonanz-tomografie (MRT)	→ Kernspinntomografie
Meningitis	Hirnhautentzündung
metabolisches Syndrom	Sammelbezeichnung für verschiedene Krankheiten und Risikofaktoren für den Schlaganfall
Mikroaneurysma	winzige Aussackung feiner Blutgefäße
Motorik	die Bewegung betreffend
Neuron	Nervenzelle im Gehirn
Neuropsychologie	Therapie von Denkstörungen
offenes Foramen ovale	Öffnung in der Herzscheidewand
Orthoptik	Therapie von Sehstörungen

Physiotherapie	Therapie motorischer Störungen
Plaque	krankhafte Ablagerung an den Aderinnenwänden
Rezidiv	Wiederauftreten einer Erkrankung
Ruptur	Riss eines Blutgefäßes
Schädel-Hirn-Trauma	Verletzung des Gehirns durch äußere Gewalteinwirkung
Sensibilität	das Empfinden betreffend
Sonografie	Ultraschalluntersuchung
Spontanremission	Selbstheilungskraft der Natur
Stenose	Verengung eines Blutgefäßes
Subarachnoidalblutung	Blutung unterhalb der Spinngewebshaut des Gehirns
subdurales Hämatom	Blutung unter die harte Hirnhaut
systolischer Druck	gibt den Blutdruck in der Auswurfphase des Herzens an (oberer Wert)
Territorialinfarkt	großflächiger Hirninfarkt
Thrombektomie	operative Entfernung eines Thrombus
Thrombose	Blutpfropf, der den Blutfluss beeinträchtigt
Thrombozyten	rote Blutkörperchen
Thrombus	Blutgerinnsel
transitorisch ischämische Attacke	Vorstufe zum Schlaganfall: Ausfallserscheinungen bestehen für maximal 24 Stunden nach Beginn der Attacke
Triglyceride	Blutfett
Vaskulitis	Entzündungen der Blutgefäße
Vaso-Spasmus	krampfartige Verengung
Vorhofflimmern	häufigste Art der Herzrhythmusstörung
Zerebellum	Kleinhirn
zerebrale Ischämie	Mangeldurchblutung des Gehirns
zerebrovaskuläre Erkrankung	Oberbegriff für Erkrankungen, die die Blutgefäße des Gehirns betreffen
Zerebrum	Großhirn, Gehirn

| Literatur

Emberson, J., Lees, K. R., Lyden, P., Blackwell, L., Albers, G., Bluhmki, E., Brott, T., Cohen, G., Davis, S., Donnan, G. et al. (2014): Stroke Thrombolysis Trialists' Collaborative Group. Effect of Treatment Delay, Age, and Stroke Severity on the Effects of Intravenous Thrombolysis with Alteplase for Acute Ischaemic Stroke: A Meta-Analysis of Individual Patient Data from Randomised Trials. Lancet, 384, 1929–1935.

Geschwind, N. (1988): Die Großhirnrinde. In: Gehirn und Nervensystem. 9. Auflage. Heidelberg: Spektrum der Wissenschaft, 113–122.

Gesundheitsberichterstattung der Länder (2015): www.gbe-bund.de. Letzter Zugriff am 04.03.2018.

Heuschmann, P. U., Busse, O., Wagner, M., Endres, M., Villringer, A., Röther, J., Kolominsky-Rabas, P. L., Berger, K. (2010): Schlaganfallhäufigkeit und Versorgung von Schlaganfallpatienten in Deutschland. Aktuelle Neurologie, 37, 333–340.

Neubauer, G., Ranneberg, J. (2005): Ergebnisorientierte Vergütung der neurologischen Rehabilitation. München: Universität der Bundeswehr München.

Schindelmeiser, J. (2005): Anatomie und Physiologie für Sprachtherapeuten. München: Urban & Fischer.

TEMPiS (2017): Jahresbericht 2017. München: Städtisches Klinikum München.

Wehmeyer, M., Grötzbach, H. (2006). Aphasie – Wege aus dem Sprachdschungel. 4. Auflage. Berlin: Springer.

HOWEVER YOU APPROACH **YOUR AIS PROCEDURES** OUR APPROACH IS TO PROVIDE **THE LARGEST AIS PORTFOLIO**

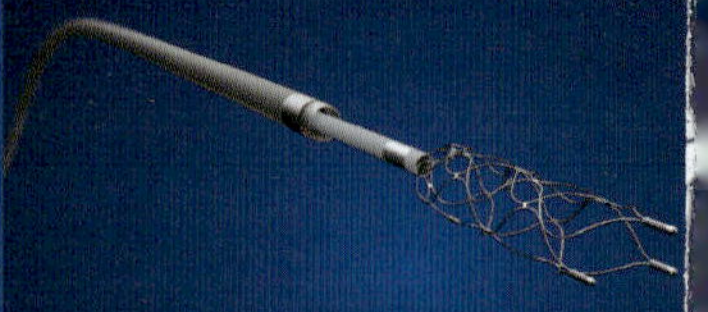

COAXIAL APPROACH

ARC™, MICROCATHETER FAMILY AND SOLITAIRE™ PLATINUM

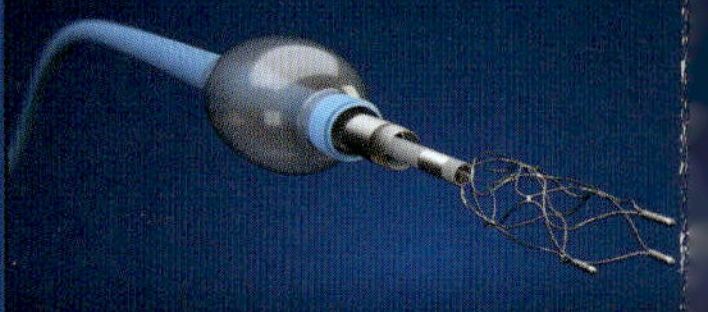

TRIAXIAL APPROACH

CELLO™, ARC™, MICROCATHETER FAMILY AND SOLITAIRE™ PLATINUM

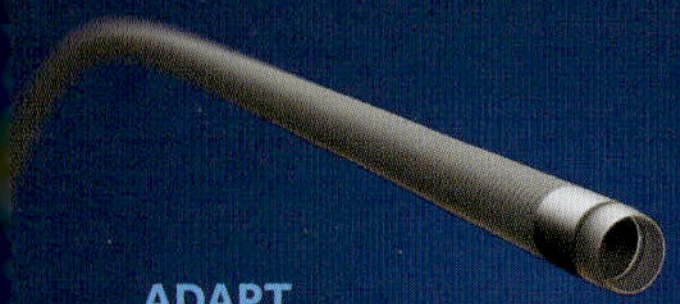

ADAPT APPROACH

A direct aspiration first pass technique

ARC™ ASPIRATION AND DISTAL ACCESS CATHETER

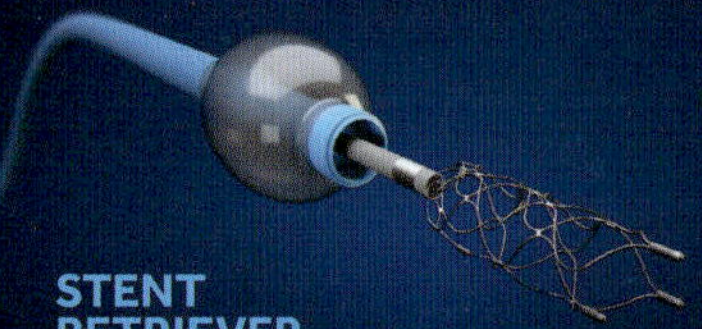

STENT RETRIEVER APPROACH

Or rescue technique

CELLO™, ARC™, MICROCATHETER FAMILY AND SOLITAIRE™ PLATINUM

Indications, contraindications, warnings and instructions for use can be found in the product labeling supplied with each device.

The Arc™ Intracranial Support Catheter is indicated for the introduction of interverntional /diagnostic devices into the peripheral, coronary, and neuro vasculature.

The Marksman™ Catheter is intended for the introduction of interventional devices and infusion of diagnostic or therepeutic agents into the neuro, peripheral, and coronary vasculature.

The Cello™ Balloon Guide Catheter is intended to temporarily block blood flow by expanding a balloon inside blood vessels during operations, such as: urgent hemostasis for surgery, perfusion of blood to peripheral vessel, and arterial injection for chemotherapy.

The Solitaire™ Platinum Revascularization Device is designed for use in the flow restoration of patients with ischemic stroke due to large intracranial vessel occlusion. Patients who are intravenous tissue plasminogen activator (IV t-PA) or who fail IV t-PA therapy are candidates for trea ent. The Solitaire™ Platinum Revascularization Device should only be used by physicians trained in interventional neuroradiology and treatment of ischemic stroke.

Medtronic
Further, Together